Sandip Chatterjee

Estudos fitofarmacológicos das bagas de Solanum indicum

Sandip Chatterjee

Estudos fitofarmacológicos das bagas de Solanum indicum

Exploração da avaliação farmacognóstica e farmacológica dos frutos de Solanum Indicum Linn

ScienciaScripts

Imprint

Cover image: www.ingimage.com

This book is a translation from the original published under ISBN 978-620-7-80533-4.

Publisher:
Sciencia Scripts
is a trademark of
Dodo Books Indian Ocean Ltd. and OmniScriptum S.R.L publishing group

120 High Road, East Finchley, London, N2 9ED, United Kingdom
Str. Armeneasca 28/1, office 1, Chisinau MD-2012, Republic of Moldova, Europe
Printed at: see last page
ISBN: 978-620-8-15966-5

Prefácio

Depois de ter trabalhado árdua e inteligentemente no projeto durante um ano, é com prazer que apresento o projeto e a sua forma atual. O resultado deste projeto é fruto das minhas tentativas e pesquisas constantes. E também materiais recolhidos de fontes grandes ou pequenas. Nas últimas duas décadas, particularmente neste domínio da Farmácia, o progresso científico tem vindo a aumentar gradualmente, não só no que diz respeito aos medicamentos sintéticos, mas também aos medicamentos à base de plantas. Os medicamentos são desenvolvidos com o único objetivo de melhor prevenir e curar as doenças. Um dos factores que impulsionam a aplicação da investigação sobre produtos naturais no atual cenário global é o reconhecimento crescente da potencial atividade biológica exibida pelos metabolitos secundários que ocorrem naturalmente. Como resultado, tem havido uma ênfase crescente no desenvolvimento e melhoria de técnicas para isolar, purificar e caraterizar os constituintes activos de produtos naturais bioactivos, o fornecimento suficiente de produtos de origem vegetal e o sucesso de medicamentos à base de plantas no mercado global.

Consequentemente, os produtos à base de plantas assumiram agora um papel significativo no domínio da cura de doenças, reforçando ainda mais a importância da investigação sobre produtos naturais e o seu impacto nas práticas de cuidados de saúde. Num outro contexto mundial, estima-se que a utilização de fitomedicamentos de alta qualidade não só fornecerá medicamentos seguros e eficazes, como também contribuirá para o avanço global da prática dos cuidados de saúde.

Por isso, fiz um humilde esforço para fornecer algumas informações sobre a minha planta selecionada *Solanum indicum,* a fim de contribuir para a compreensão e apreciação dos seus potenciais benefícios e caraterísticas. São necessários mais estudos para isolar, caraterizar e purificar a planta selecionada. No entanto, estou satisfeito com a conclusão desta tarefa dentro do prazo restrito e espero que esta compilação possa servir como uma orientação útil para mais investigação fitoquímica, encorajando a exploração e a descoberta no campo dos estudos de produtos naturais.

Agradecimentos

Em primeiro lugar, agradeço a Deus por me ter abençoado para que eu possa concluir o meu projeto de trabalho de forma segura e saudável.

A minha gratidão e os meus sinceros agradecimentos ao **Dr. Surya Narayan Das, M. Pharm., Ph.D.,** Diretor, Gayatri College of Pharmacy, Sambalpur. Tenho o prazer sincero de agradecer e também de apresentar os meus cumprimentos ao nosso respeitado **Dr. Manas Ranjan Mishra, M. Pharm., Ph.D., HOD no Departamento de Farmacognosia** e reitor académico do Gayatri College of Pharmacy, Sambalpur, Odisha, pela sua orientação ativa, aconselhamento, ajuda, apoio e encorajamento. Estou muito grato pela sua cooperação, sem a qual o meu trabalho de projeto não estaria concluído.
Agradeço sinceramente ao **Sr. Soumya Priyadarsi Behera**, professor de Farmácia, Departamento de Farmacognosia, Gayatri College ofPharmacy, Sambalpur, Odisha.
Expresso os meus sinceros cumprimentos **à Sra. Prangya,P.Pati e Sanghamitra Jena,** docentes do Departamento de Farmacognosia, Gayatri College ofPharmacy, Sambalpur, odisha.
Os meus agradecimentos especiais ao **Sr. Ramasish Tripathy,** Departamento de Farmacognosia, Faculdade de Farmácia Gayatri.
Agradeço a **todo o pessoal docente** da Faculdade de Farmácia Gayatri, Sambalpur, Odisha, que contribuiu para a realização do projeto. Agradeço ao **Dr. Bipin Bihari Panda**, Diretor do Departamento de Farmacologia da Faculdade de Farmácia Gayatri. Agradeço especialmente ao **Dr. P.K.Biswal**, Diretor do Departamento de Farmácia da Faculdade de Farmácia Gayatri, Sambalpur, Odisha. Agradeço aos meus colegas de turma, **Miss. Mousumi Nanda, Miss. Suchismita Behera, Mrs. Sushreeta Patel, Mr.. Abhishek Boxi, Miss. Chinmayee Meher, Miss. Niharika Behera, Sr. Kiran Raj Sathapathy, Sr. Abhishek Pradhan, Sr. Jaganath Naik,** e todos os meus colegas do grupo 2024-2025 e outros amigos pela sua constante motivação e ajuda.

Sandip Chatterjee

M-Pharm (Farmacognosia)

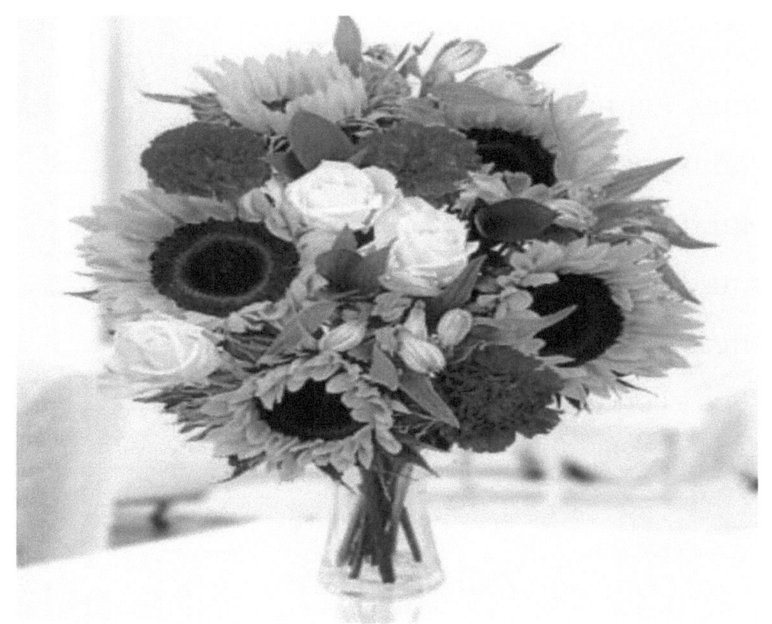

Dedicado à minha família, ao meu guia e aos meus amigos

Índice

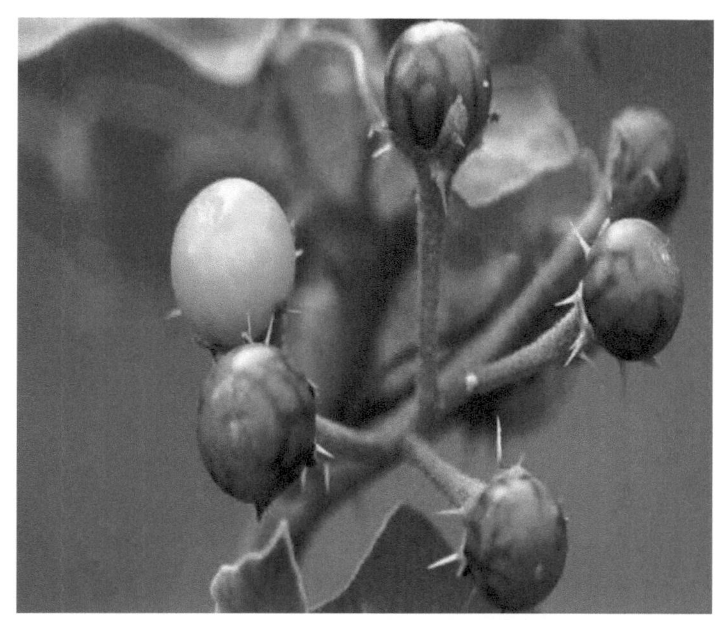

INTRODUÇÃO

CAPÍTULO 1: INTRODUÇÃO

Planta medicinal: por planta medicinal entende-se a planta que foi descoberta e utilizada no sistema de medicina tradicional. As plantas produzem milhares de compostos químicos que são utilizados para proteger e defender várias doenças, fungos e insectos[l]. As plantas medicinais têm valor terapêutico e são uma importante fonte de nutrição. Estas plantas medicinais são consideradas utilizadas no desenvolvimento e síntese de medicamentos. Em todo o mundo, as plantas medicinais desempenham um papel vital crítico. As plantas medicinais são utilizadas como matéria-prima de diferentes medicamentos tradicionais e alopáticos[2].

História das plantas medicinais: nos primórdios, as ervas (produto vegetal) surgiram na civilização suméria. Milhares de plantas medicinais foram listadas em tábuas de argila, 3000 a.C., como por exemplo o ópio. Em 1500 a.C., o papiro de Eber, do antigo Egito, descreve mais de 875 plantas medicinais. Em 60 d.C., mais de 600 plantas medicinais com fins medicinais e 1100 receitas de medicamentos foram documentadas pelo médico grego Dioscórides, que trabalhou no exército romano, no livro de Materia medica, na base das farmacopeias durante cerca de 1500 anos. A investigação de medicamentos pela etnobotânica, que cria a relação entre o homem e as plantas, e a exploração de diferentes plantas medicinais e dos seus compostos farmacologicamente activos[l].

Importância das plantas medicinais na farmacognosia: [3]

A ênfase nos medicamentos de origem natural decorre da sua perceção como medicina verde. Simplesmente porque são considerados como medicina verde e a medicina verde é sempre segura e eficaz. A crescente consciencialização dos potenciais efeitos nocivos dos medicamentos sintéticos, tanto para a saúde humana como para o ambiente, reforça ainda mais a ênfase nos medicamentos de origem natural. Os medicamentos naturais oferecem vantagens como a sua fácil disponibilidade, o facto de serem acessíveis e de terem menos ou nenhuns efeitos secundários. No entanto, uma desvantagem significativa é a sua suscetibilidade à adulteração. medida que aumenta a procura de medicamentos naturais altamente eficazes, aumenta também o risco de indisponibilidade, o que leva à adulteração desenfreada destes medicamentos com padrões de qualidade inferiores. A adulteração ou substituição refere-se ao ato de substituir a planta original por outros materiais vegetais ou de adicionar deliberadamente substâncias estranhas para manipular o peso, a potência ou o custo do produto. Esta prática pouco ética compromete a integridade e a qualidade dos medicamentos naturais, enganando os consumidores e pondo potencialmente em risco a sua saúde.

A eficácia terapêutica das plantas medicinais depende da presença de constituintes químicos específicos na qualidade e quantidade corretas. No entanto, a utilização indevida de medicamentos à base de plantas ou de produtos naturais começa frequentemente com uma identificação incorrecta, em que são utilizadas espécies vegetais ou materiais errados, o que conduz a uma potencial eficácia ou mesmo a efeitos adversos. Um dos erros mais comuns na identificação de plantas medicinais é a atribuição de um único nome vernacular a duas ou mais espécies completamente diferentes, o que leva a confusão e a uma potencial má interpretação dos seus usos e efeitos. O estudo farmacognóstico é apenas uma solução para resolver este problema. O estabelecimento de especificações farmacognósticas para plantas medicinais utilizadas em diferentes medicamentos é não só importante como também essencial. Estas especificações fornecem diretrizes e critérios normalizados para a identificação, autenticação e qualidade das plantas medicinais, garantindo a sua segurança, eficácia e resultados terapêuticos consistentes. Outro termo comummente utilizado para se referir ao estudo de medicamentos derivados de fontes naturais, nomeadamente plantas, é a fitoterapia. A fitoterapia engloba a normalização, a autenticação e a investigação de medicamentos naturais relativamente às suas propriedades medicinais e à sua aplicação.

O domínio da farmacognosia tem dedicado esforços de investigação significativos à identificação e resolução de controvérsias em torno das espécies vegetais. Além disso, centra-se na autenticação de plantas medicinais tradicionais amplamente utilizadas através da utilização de várias técnicas analíticas, incluindo a morfologia, a análise fitoquímica e a análise físico-química. Esta investigação contribui para a identificação exacta e a garantia de qualidade das plantas medicinais, assegurando a sua utilização segura e eficaz na medicina tradicional.

A importância da Farmacognosia ganhou um reconhecimento generalizado nos últimos tempos. Ao contrário da identificação taxonómica, os estudos farmacognósticos abrangem parâmetros que ajudam a identificar a adulteração, mesmo sob a forma de pó seco. Isto é crucial porque, quando uma planta é seca e transformada em pó, as suas caraterísticas morfológicas perdem-se, tornando-a mais suscetível de ser adulterada. Os estudos farmacognósticos desempenham um papel vital na identificação exacta das plantas, no estabelecimento de parâmetros de normalização e na prevenção de adulterações. Estes estudos contribuem para a autenticação das plantas e garantem a qualidade consistente dos produtos à base de plantas, aumentando assim a sua segurança e eficácia.

Papel das plantas medicinais para os seres humanos: [4][5]

1. Muitas ervas medicinais como a chirayta, o cártamo e o sândalo apresentam efeitos antipiréticos e são recomendadas pelo sistema de medicina tradicional.
2. As ervas como o neem, a canela, a mirra e o ginseng apresentam propriedades cicatrizantes.
3. O açafrão-da-terra ou haldi é utilizado na vida quotidiana e apresenta vários efeitos farmacológicos, como antibiótico, cicatrizante, antioxidante, etc.
4. Algumas ervas utilizadas têm efeitos anti-sépticos potentes, como o neem, o aloé, o sheetraj, etc.
5. Muitos alimentos nutritivos como o alho e o gengibre têm demonstrado muitos benefícios para a saúde.
6. Adhatoda vasica, ocimum santum é utilizado no tratamento potente da asma e da tosse.
7. Cyperus scariosus é um potente hepatoprotector.
8. A sua utilização é relatada por quem cerca de 80% dos cuidados primários de terapia com formigas são utilizados em plantas medicinais. As plantas medicinais são utilizadas no tratamento e na prevenção de muitas doenças.

Cenário do mercado das plantas medicinais; [6]

O mercado situava-se na Índia em 2019 em cerca de 4,2 mil milhões e esperava-se um aumento de 15 mil milhões em 202526. Agora, o mundo total é baseado na medicina herbal. Atualmente, o comércio mundial ascende a 120 mil milhões de dólares. A Índia é a maior exportadora de fitoterápicos devido ao aumento do controle de qualidade, pesquisa e desenvolvimento e aumento da infraestrutura das indústrias de fitoterápicos. A procura de extractos de ervas medicinais com valor acrescentado está a aumentar gradualmente em países estrangeiros, especialmente na Europa e noutros países desenvolvidos. A Índia exportou em 2017-18 us$ 330,18 milhões de medicamentos fitoterápicos ou nutracêuticos, o que representa um aumento de cerca de 14% nos próximos dois anos. O governo da Índia está focado no cultivo e exportação de medicamentos. O conselho nacional de plantas medicinais (NMPB) ajuda a aumentar a fonte de plantas medicinais.

O futuro das plantas medicinais: as plantas medicinais têm uma longa história: diferentes partes de plantas inteiras ou matérias-primas utilizadas para a experimentação e o tratamento de doenças. Nos primeiros tempos, a descoberta de medicamentos a partir de plantas e a identificação de compostos activos a partir dos extractos eram problemáticas. Existem vários complexos de compostos presentes nas plantas, o que levava vários meses ou anos. Atualmente, a utilização de vários instrumentos como Gc-MS, Lc-MS, cromatografia fraccionada, HPLC. A ressonância magnética nuclear é um conhecimento importante para identificar as caraterísticas dos compostos. Na indústria das plantas medicinais, a normalização é uma questão importante para a determinação da qualidade dos produtos à base de plantas. A expansão do uso de substâncias naturais no mundo, a qualidade e a segurança, a eficácia dos medicamentos derivados de plantas é um grande problema. Por conseguinte, a utilização de informação científica e fiável sobre os medicamentos para utilização nos cuidados de saúde. Atualmente, o mundo inteiro depende da medicina tradicional. De acordo com a União Internacional para a Conservação da Natureza, cerca de 50000 plantas com flor são utilizadas para fins farmacêuticos em todo o mundo. As boas práticas agrícolas regulam os produtos medicinais e asseguram a normalização das plantas medicinais. A lacuna é utilizada para regular as matérias-primas dos produtos à base de plantas. Em muitos países, a lacuna é abordada para uma perspetiva futura. Embora muitas pessoas tenham utilizado a fitoterapia como um dos principais cuidados de saúde[7].

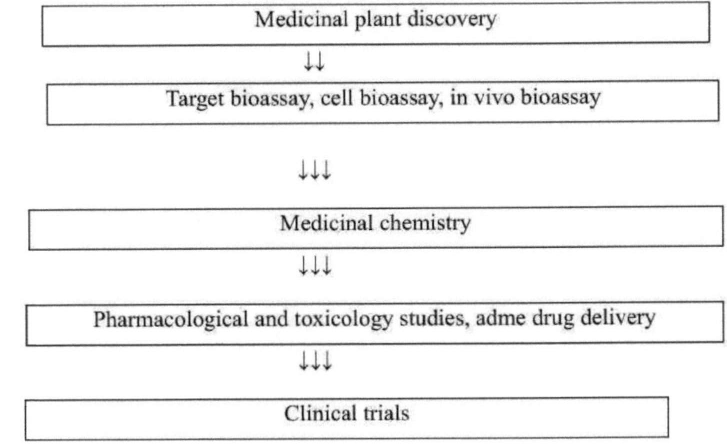

Fig. 1: Diagrama esquemático do método moderno de descoberta de medicamentos à base de plantas medicinais [8]

Um estudo de campo sobre as plantas medicinais indianas: nos últimos tempos, foram estudadas cerca de 1000 espécies de plantas medicinais. Mas apenas 200 espécies são utilizadas para fins comerciais. As plantas medicinais indianas estão a ser destruídas devido às alterações climáticas e à exploração excessiva. Mais de 100 campos estudam regularmente plantas medicinais. Vários frutos, cereais e legumes são frequentemente utilizados em plantas medicinais. Cerca de 200 espécies de árvores, 150 espécies de trepadeiras e 550 espécies de ervas anuais são mencionadas corretamente em estudos científicos. Devido à indisponibilidade de biomassa, as árvores de caule e as coníferas são apenas 20 espécies. São estudadas várias plantas medicinais como ashwagandha, shatavari, amia, tulsi, canela como sistema de medicina tradicional. Em zonas de elevada altitude, pycrorrhiza kurroa, sussurea costus, inula recemosa, anacylus pyrethrum crocus sativus, etc., são cultivadas à escala comercial. São cultivadas em escala comercial. Culturas hortícolas como pipper nigrum, moringa oleofera, zingiber officinalis são cultivadas em grande escala nos últimos dias[9].

Prevenção das principais doenças comuns através da terapia com ervas: iterícia, diabetes, tensão arterial elevada, infeção do trato urinário, carbúnculos, problemas cardíacos, cancro da pele, heamaturia são doenças comuns no ser humano. **Quadro nº 1.** [10]

Major disease	Herbal therapy
Diabetic	Andrographis paniculate
High blood pressure	Rauwolfia serpentina
Cardiac problem	Digitalis
Urinary tract infection	Punarnava, Gokhru
Skin rash	Curcuma longa
Anxiety	Ashwagandha
Cancer	Catharanthus roseus

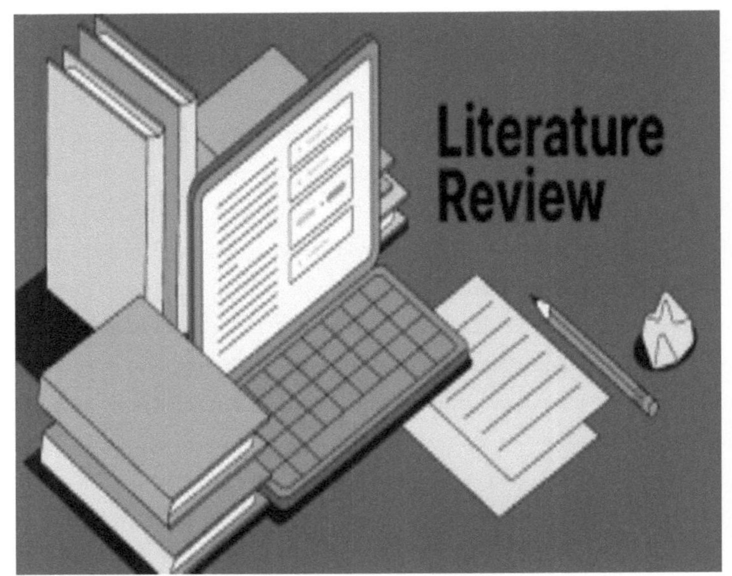

Revisão da literatura

CAPÍTULO 2: REVISÃO DA LITERATURA

Uma revisão da literatura é uma investigação de estudos encontrados na literatura relacionados com a área de investigação selecionada. A revisão descreve, avalia e resume os estudos de investigação científica no presente ou no futuro. Baseia-se na fonte primária ou secundária da revisão.

1. **Shoji yahar, et al. (1996)** relataram a presença de diferentes fitoconstituintes em *Solanum indicum*, como isoanguivina, protodioscina, solasonina e solamargina, cinco novos glicosídeos esteroidais, denominados indiosídeos a-e. E também estudou as diferentes estruturas fitoquímicas presentes em *Solanum indicum*[11].

2. **Mona el-aasr, et al (2009):** estudou a extração, o isolamento, a caraterização dos frutos frescos *de Solanum indicum* e a avaliação de uma análise espetral do pó amorfo através do espetro lh-nmr.,13c-nmr. (inpiridina-d5)[12].

3. **Parmar, et al,(2009):** avaliação das propriedades hepatoprotectoras significativas dos extractos de folhas de *Solanum indicum* contra a indução de ccl4 em ratos albinos. Os extractos aquosos de *Solanum indicum* foram aplicados em animais e demonstraram possuir uma atividade hepatoprotectora significativa através da diminuição das actividades das transaminases glutâmica oxaloacética e glutâmica pirúvica (ast e alt) séricas e da fosfatase alcalina sérica (alp)[13].

4. **Denis n'dri, et al(2010):** avaliação dos efeitos de diferentes estádios de maturação de bagas *de Solanum indicum* e estudou a capacidade antioxidante total medida por frap e o teor de fenóis totais de *Solanum indicum* . Em diferentes estádios de maturação[14].

5. **W. Thongchai ,et al,(2011):** demonstrou que a Solasodina, um alcaloide espiroquetal presente em espécies de *Solanum*, tem diferentes actividades farmacológicas como anticancerígena, hepatoprotectora, cardíaca e antioxidante. A solasodina foi determinada pelo sistema hplc enquanto se utilizava o clone de esfera 3μ ods, 100 × 4,6 mm como coluna analítica com a fase móvel 10 mm de tampão fosfato-acetonitrilo (75:25, v/v) ajustada a ph 3,0. Caudal ajustado 1,0 ml min-l.[15]

6·Ali aberoumand (2012) demonstrou saponina altamente presente e alcaloide moderado presente em *Solanum indicum* por investigação fitoquímica preliminar. O conteúdo fitoquímico e de nutrientes foi afetado pela alta temperatura de processamento [16].

7. C.c. Gavimath, et al (2012): estudou a atividade antibacteriana das folhas de *Solanum* *indicum*, extractos etanólicos e aquosos, zona de inibição exibida no tratamento de Corynebacterium diphtheriae (organismos gram positivos), zona máxima de inibição exibida por extractos de petróleo de folhas de *Solanum indicum* preparados por tratamento a frio ou a quente em klebsiella pneumoniae (organismo gram' s negativo).[17]

8. rizwan ul hasan, et al(2013): estudou diferentes rastreios fitoquímicos qualitativos de vários extractos de frutos de *Solanum indicum* e comparou o valor rf dos extractos clorofórmico e etanólico através do método tic. E também estudou os extractos de frutos na avaliação da atividade antioxidante in vitro através do método dpph (atividade de eliminação de radicais livres)[18].

9. Abeer y. Ibrahim e nermeen m. Shaffie,(2013):relataram a presença de atividade antiulcerosa em partes aéreas de *Solanum indicum* tratamento de extractos metanólicos aquosos em ratos albinos. Os animais são divididos em duas classes principais de lesões por álcool e aspirina, e suas sete subclasses. A aspirina ou o álcool causaram um efeito prejudicial marcado no estômago sob a forma de ulceração da mucosa gástrica com deformação da estrutura das glândulas gástricas. Enquanto os extractos de plantas mostram restaurar ou diminuir a ulceração da mucosa gástrica[19].

10. Prashanta kr. Deb, et al.(2014) estudaram a extração metanólica e a avaliação fitoquímica, estudos de toxicidade aguda de acordo com as diretrizes da OCDE e o extrato de avaliação da sua atividade analgésica, anti-inflamatória, antipirética e depressora do sistema nervoso central[20].

11. Irène ahou kouadio, et al (2014): relataram a presença de uma inibição total do crescimento de pseudomonas syringae num período de incubação de 5 dias após a aplicação de uma fração antibacteriana de extractos de frutos de *Solanum indicum*[21].

12. Jayanthy a. et al (2016): estudos farmacogenéticos de diferentes partes de *Solanum indicum, de* acordo com ayurvéda, são aquecedores, digestivos, adstringentes para os intestinos, anti-helmínticos, benéficos em problemas cardíacos, úteis em febre, asma, bronquite dolorosa, vómitos e com outros valores nutricionais[22].

13. Vinit sharma. et al.(2017). Estudou o perfil da planta, descrição botânica, importância etnomédica, fitoquímicos e diferentes atividades farmacológicas em animais, isolou diferentes fitoconstituintes em toda a planta de *Solanum indicum.*[23] **14.ohadoma sc, et al (2017):** relatou a presença de atividade anticonvulsivante do tratamento com extratos metanólicos aquosos de frutas frescas *de Sdndicum* em camundongos albinos.

Induzido por eletrochoque-convulsivo induzido em ratos através de equipamento de choque eletroconvulsivo em quatro grupos divididos de animais. Os extractos de frutos frescos *de Solanum indicum* são protectores contra a convulsão induzida eletricamente em animais[24].

1 5.gaurav saxena, et al.(2017):estudaram a atividade antioxidante in-vitro de diferentes extractos (como metanólico, éter de petróleo, clorofórmio, água) de *Solanum indicum.* Extratos a re aplicados no teste de ensaio de inibição DPPH e H2O2 enquanto o ácido ascórbico como padrão. Os extractos *de Solanum indicum* têm uma atividade altamente antioxidante e podem inibir a peroxidação lipídica celular[25].

16. hari om saxena, et al (2020): procedimento estudado para o desenvolvimento de impressão digital química usando o método hptlc e extração, triagem fitoquímica de diferentes partes da planta *Solanum indicum. [26*

17. Brij mohán, et al (2020): estudou a identificação de fitoconstituintes de extractos de raiz de *Solanum indicum* pelo método gc-ms. Enquanto o hélio foi utilizado como gás de transporte e coluna pe-5ms 30m X 0,250mm x0,250µm, temperatura de injeção 250degree c. [27]

18. Murteza iqubal, et al (2022). Avaliação de fontes reconhecidas sobre a etnobotânica, utilizações tradicionais, fitoquímica e eficácia farmacológica (antibacteriano, antioxidante, anti-helmíntico, anti-plasmódico, hepatoprotector, anticancerígeno, laxante, atividade cardiotónica, depressor do SNC e anti-hipertensivo, hepatoprotector) e da planta medicinal Solanum indicum[28].

19. Manoj m. Gadewar, et al(2023): avaliou a atividade antidiabética de certos medicamentos indígenas, incluindo *Solanum indicum*, em ratos wister. A resposta destes medicamentos foi positiva em ratos diabéticos induzidos por estreptozotocina[29].

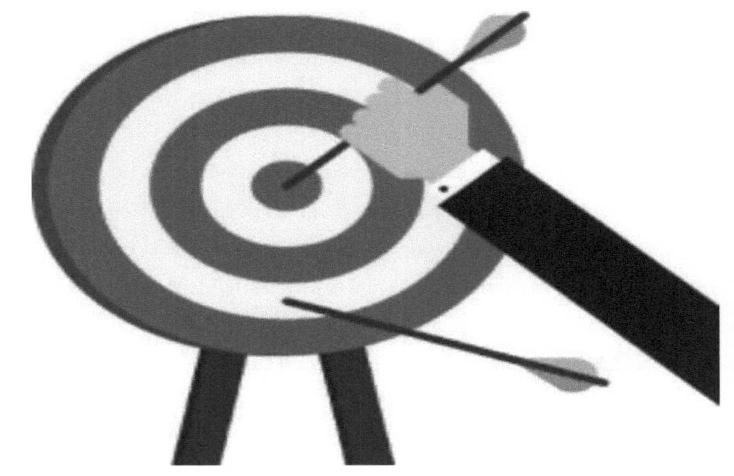

Finalidade e objetivo

CAPÍTULO 3: Objetivo e finalidade do estudo

O principal objetivo é estudar a avaliação farmacológica e a exploração dos frutos de *Solanum indicum.*

O principal objetivo do presente estudo-

1. Padronizar os frutos de *Solanum indicum* através da realização de estudos farmacognósticos e fitoquímicos.
2. Avaliar a atividade farmacológica dos extractos *de Solanum indicum.*

CAPÍTULO 4: Plano de trabalho

Com base nas várias investigações e estudos actuais, foram efectuados os seguintes estudos sobre os frutos de *Solanum indicum*

I. **Estudos farmacognósticos:**

- □ Avaliação macroscópica e avaliação microscópica.
- □ Parâmetros de normalização.
- □ Microscopia de pó e análise de fluorescência do pó e dos extractos.
- □ Análise de metais pesados

II. **Avaliação fitoquímica:**

- □ Rastreio fitoquímico preliminar.
- □ Análise cromatográfica.

III. **Avaliação farmacológica:**

1. Atividade antipirética em animais.
2. Atividade anti-inflamatória do extrato de *Solanum indicum* em animais.

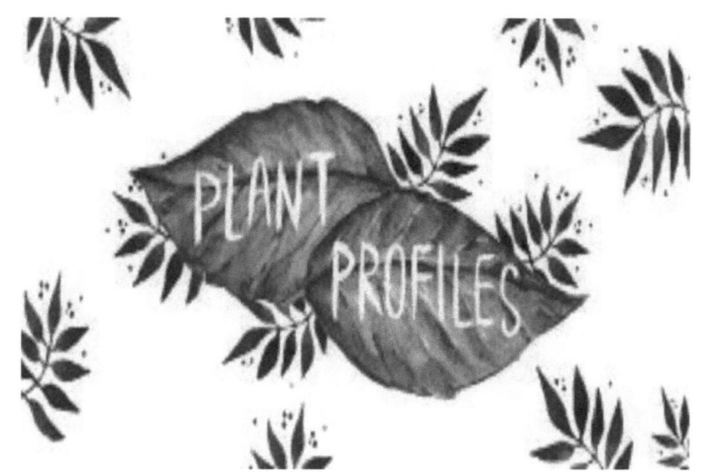

Perfil da planta

CAPÍTULO 5: TRABALHO EXPERIMENTAL

PERFIL DA INSTALAÇÃO

Descrição da planta:[30]

Solanum indicum arbusto muito ramificado, muito rígido e espinhoso que cresce até 0,3 a 1,5 m. Os espinhos são muito curtos, pontiagudos, ligeiramente curvos e têm uma base larga e comprimida. Os frutos são amarelos quando amadurecem, mas verdes com um revestimento branco quando jovens. O caule ou os ramos estão cobertos de estrelinhas peludas castanhas.

Origem botânica: *Solanum indicum* Linn.

Família: Solanaceae.

Nomes vernáculos: nomes vernáculos indicados no **quadro n.º 2** [31]

Hindi name	Badi kateri, vanabhanta
Sanskrit name	Bruhati, varthaki
English name	African egg plant
Bengali name	Ram begun, gatbegun
Telegu name	Tellamullaka
Kannada name	Heggulla
Malayalam name	Putirichunda

Sinónimos: *Solanum anguivi.* \ *32*\

Designação comum: Badi bhatkataiya[33].

Classificação taxonómica: A classificação taxonómica é apresentada na **tabela n.º 3** [33].

Kingdom:	Plantae
Division:	Magnoliophyta
Phylum:	Tracheophyta
Class:	Magnoliopsida
Order:	Solanales
Family:	Solanaceae
Genus:	Solanum
Species:	Indicum

Distribuição geográfica e habitat: *Solanum indicum* cresce principalmente em zonas tórridas ou subtórridas da Índia, Nepal e Paquistão até aos 1500 m de altitude. Estas ervas crescem geralmente em locais baldios, à beira de estradas[34].

Uso etnomédico:[34][35]

1. Os frutos de *Solanum indicum* são úteis para a febre, doenças cardíacas, doenças de pele e para aliviar a infestação por vermes.
2. As raízes de *Solanum indicum* são úteis na asma, tosse, doenças respiratórias crónicas, desintoxicação do sangue e problemas de ejaculação do sémen.
3. Relatou a presença de atividade antioxidante, anti-inflamatória, diurética e neuroprotectora na espécie *Solanum indicum*.
4. É útil nas infecções das vias urinárias (disúria).
5. É relatado que esta erva é boa para a infertilidade feminina e distúrbios sexuais masculinos.

6. *Solanum indicum* melhora eficazmente a digestão e o apetite.

7. As sementes de *Solanum indicum* são úteis para aumentar a contração pós-uterina.

8. Esta erva é benéfica para a terapia herbal da artrite.

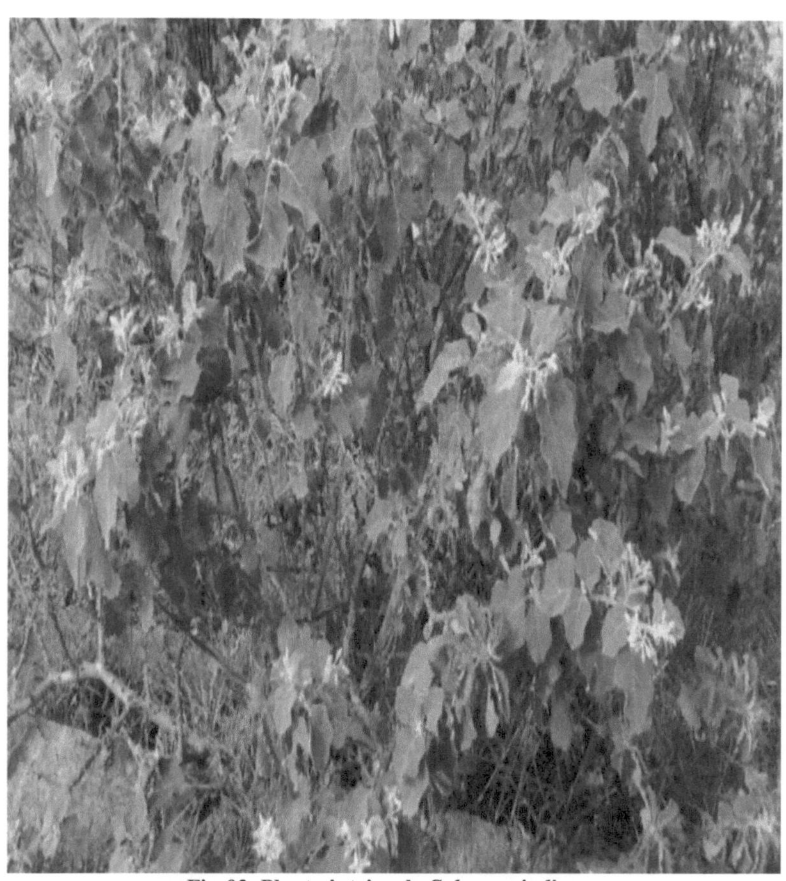

Fig-02. Planta inteira de *Solanum indicum*.

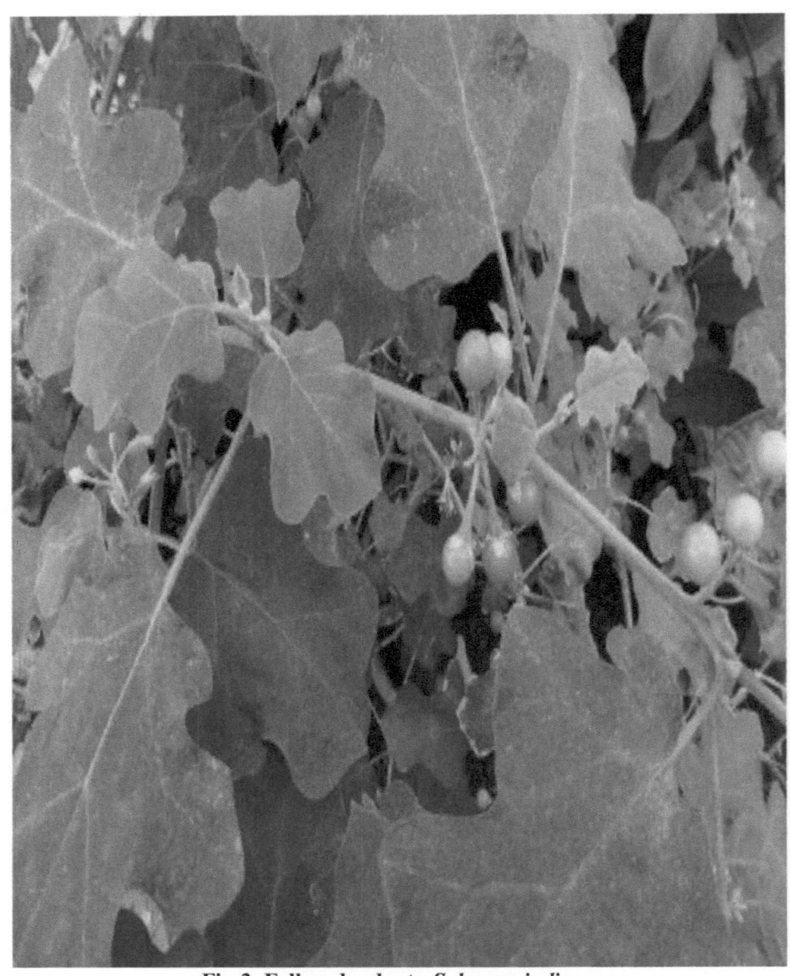

Fig-3. Folhas da planta *Solanum indicum*

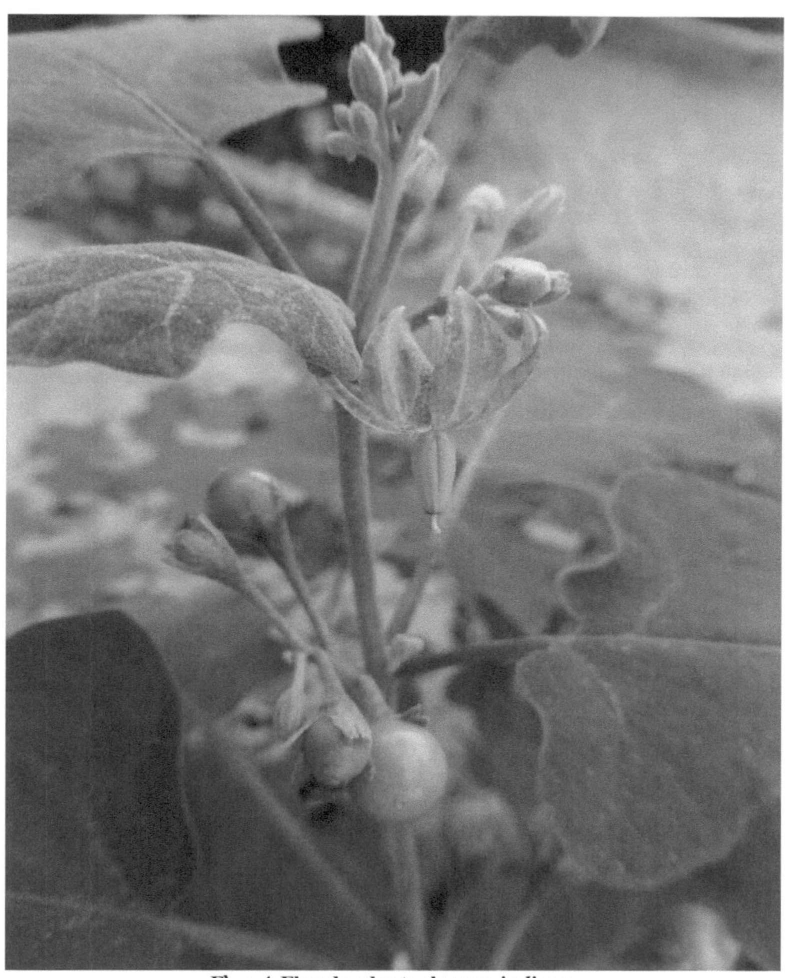

F\ g-4-Flor da plantaolanum *indicum*

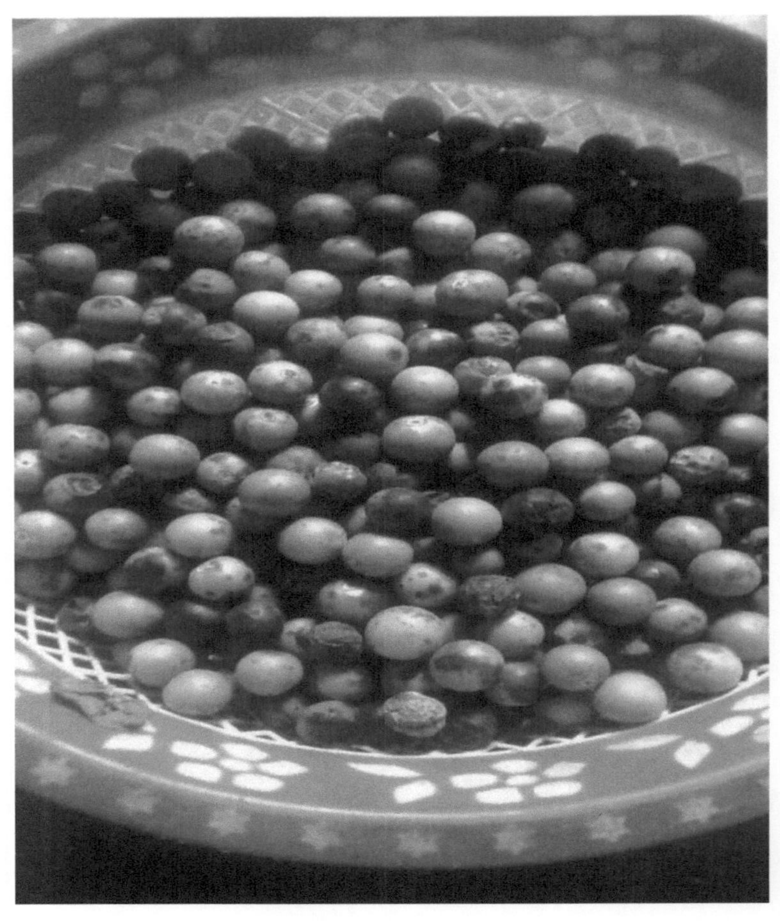

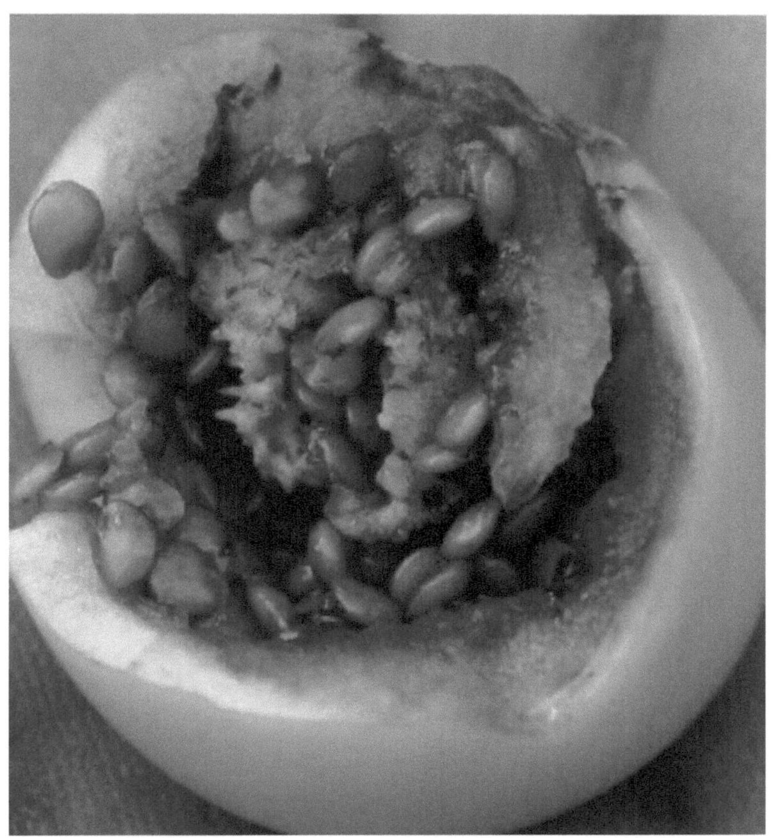

fig-6-Solanum indicum **sementes de frutos do corte interior**

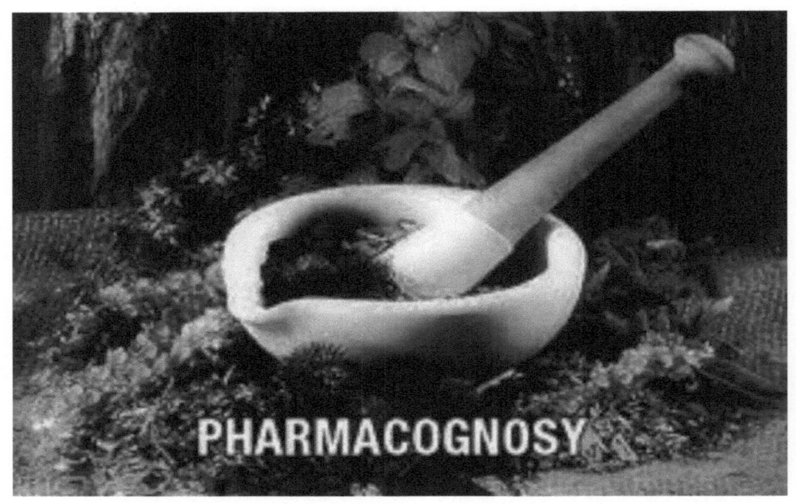

Avaliação farmacognóstica

ESTUDOS FARMACOGNÓSTICOS

Definição e conceito de Farmacognosia: [36,37]

De acordo com a matéria médica, pode ser definido como o estudo de medicamentos em bruto obtidos a partir de plantas, animais, minerais e seus constituintes. Estudo das propriedades físicas, químicas e biológicas dos medicamentos em bruto e dos seus constituintes que tenham demonstrado eficácia fisiológica. Por outras palavras, a farmacognosia trata das propriedades morfológicas, químicas e biológicas, juntamente com a história, o cultivo, a recolha, a extração, o isolamento, o controlo de qualidade e a preparação de medicamentos em bruto de origem natural.

A palavra Farmacognosia deriva de duas palavras latinas: **pharmakon,** 'uma droga e **gignoso,'** adquirir conhecimento. Significa conhecimento das drogas. C.a seydler, um estudante de medicina da Alemanha, escreveu em 1815 a sua tese de doutoramento intitulada analectica Pharmacognostica , tendo cunhado o termo Farmacognosia. A maior parte das drogas brutas utilizadas como medicamento são obtidas a partir de fontes naturais. As drogas obtidas a partir de plantas consistem em plantas inteiras, folhas, casca, frutos, caule, rizomas, etc. Considerando que as folhas de senna, a semente de nuxvomica, a casca de cinchona, os rizomas de gengibre e a raiz de ashwagandha apresentam o máximo de moléculas bioactivas. Mas, na maioria dos casos, as plantas, os animais e pequenas quantidades de minerais são utilizados como medicamentos em bruto. Os medicamentos em bruto não são apenas utilizados no tratamento de doenças, mas também nas indústrias cosmética, alimentar e têxtil. Na segunda metade do século XIX, foi descoberto um novo campo de desenvolvimento da fitoquímica. Mais tarde, as drogas brutas são frequentemente utilizadas na preparação de medicamentos semi-sintéticos ou sintéticos.

A origem natural forneceu um armazém completo de remédios para o tratamento e prevenção de todas as doenças do ser humano. Há milhares de anos atrás, adquiriram-se conhecimentos sobre os medicamentos brutos para curar eficazmente a saúde. A natureza está sempre ao lado do homem, pelo que, no passado, as plantas eram apenas uma forma de tratamento primário do ser humano. De acordo com documentos anteriores, as plantas eram utilizadas como medicamento na China, Índia, Egito e Grécia muito antes do início da era cristã.

Recolha, autenticação e redução de tamanho do material vegetal:

Os frutos frescos e saudáveis de *Solanum indicum* foram colhidos em Sambalpur, Odisha, Índia. As plantas foram autenticadas pelo Departamento de Botânica da Universidade Gangadhar Meher, Sambalpur. O herbário autenticado da planta foi mantido no Departamento de Farmacognosia, Gayatri College Of Pharmacy, Sambalpur. Os frutos foram imediatamente fixados com FAA (formalina: ácido acético: álcool etílico) como agente fixador para estudos anatómicos. Após secagem à sombra à temperatura ambiente, o material vegetal recolhido foi submetido à fase seguinte de processamento. Foi pulverizado utilizando um moinho misturador para obter um medicamento em pó grosseiro. Para garantir a uniformidade e refinar o tamanho das partículas, o pó grosso foi então passado através de uma malha com um tamanho de 40. Este processo ajudou a decompor o material vegetal em partículas mais pequenas e a remover quaisquer impurezas ou detritos maiores presentes.

Secção A

Estudos macroscópicos: [38,39]

O estudo macroscópico consiste nas caraterísticas morfológicas das partes da planta ou na descrição organoléptica que foi avaliada a olho nu, colocando o material vegetal numa superfície de papel branco. A descrição morfológica é útil para determinar a adulteração e a identificação de medicamentos em bruto. As drogas brutas podem ser classificadas em organizadas e não organizadas. Caraterísticas morfológicas ou organolépticas (significa órgão dos materiais vegetais) tais como cor, odor, tamanho, forma, caraterísticas externas de várias partes das plantas como folhas, casca, caule, frutos, partes aéreas, flores, botões, etc.

Secção B

Estudos microscópicos: [39,40]

A avaliação microscópica é um parâmetro importante para a identificação de medicamentos em bruto e adulterados, bem como de ervas em pó. Esta avaliação é efectuada ao microscópio. Na avaliação microscópica, a planta é identificada pelas caraterísticas do tecido. Cada planta medicinal tem a sua própria caraterística de tecido, que pode ser exibida através de diferentes arranjos de tecido, parede celular. Este aspeto caraterístico da disposição dos tecidos é mostrado quando devidamente montado em corantes, reagentes e meios. Através da aplicação de testes químicos, o estudo da determinação ou avaliação dos constituintes químicos é facilmente efectuado através do método microscópico. Verificar corretamente o desenho do estudo microscópico para a avaliação qualitativa e quantitativa de medicamentos em bruto. Este não é apenas um método utilizado para a identificação, mas outros métodos analíticos ajudam a avaliar os medicamentos em bruto. A avaliação microscópica é efectuada através de secções finas ou de pó. A disposição dos tecidos é claramente visível através de secções finas ou transversais dos medicamentos.

Seccionamento: [41,42]

Os frutos de *Solanum indicum* são inseridos num entalhe cortado numa pequena rolha de borracha ou embebidos em parafina dura (cera de parafina). Preparar um bloco de parafina dura de forma retangular, com cerca de 7x7x15 mm. Utilizando uma agulha aquecida, fazer um pequeno orifício no centro de uma das extremidades. Pressionar os frutos de *Solanum indicum* neste orifício. Cortar os pequenos pedaços de tecido dos frutos com uma faca afiada ou com uma agulha de seccionamento. Após a preparação do processo de seccionamento, os materiais de tecido fino são transferidos para uma lâmina. O azul de toluidina é um bom corante devido à sua coloração policromática. As diferentes cores do corante são: azul para os corpos lenhificados e proteicos, cor-de-rosa para a parede de celulose e violeta para a mucilagem.

Recolha de espécimes: [42]

Para avaliação microscópica, foram colhidas amostras de plantas de frutos frescos *de Solanum indicum* Linn. Os frutos frescos foram cortados e retirados da planta, estabilizados em faa (formalina - 5 ml + ácido acético - 5 ml + álcool etílico a 70% - 90 ml). Após 24 horas de estabilização, os espécimes foram desidratados com séries graduais de álcool terciário-butílico, de acordo com o esquema dado por sass 1940. Até a solução de tba estar super saturada, procedeu-se à infiltração dos frutos por adição gradual de cera de parafina (ponto de fusão-58-60 o c). Os frutos foram infundidos num bloco de parafina.

Secção- C:

Microscopia de pó:

Microscopia de pó: [43]

A microscopia em pó é um importante método de controlo de qualidade, que é utilizado para estudar os caracteres microscópicos específicos utilizando diferentes reagentes de coloração como hidrato de cloral, iodo, cloroglucinol e ácido clorídrico (1:1). É a melhor forma de avaliar a adulteração de medicamentos em bruto. Os frutos frescos de *Solanum indicum* foram colhidos, secos à sombra e triturados em pó grosseiro com a ajuda de um pulverizador. Os frutos frescos em pó de *Solanum indicum* foram embebidos em ácido nítrico a 20% durante a noite e lavados com água destilada no dia seguinte. O pó é transferido para uma lâmina e adiciona-se o reagente de coloração safranina, iodo, cloroglucinol e ácido clorídrico. Verificar ao microscópio e captar imagens.

Reação de produtos químicos com drogas brutas em pó e análise de fluorescência: [44] Fluorescência, também designada por luminescência, quando a absorção de luz precede a emissão de luz. Poucas substâncias têm uma energia mais baixa e um comprimento de onda mais longo do que a radiação absorvida. Assim, a radiação absorvida não é visível ao olho e a luz emitida é visível. Esta luz dá a cor distinta da substância fluorescente quando em contacto com a radiação UV. A análise da fluorescência é um parâmetro importante para avaliar a qualidade das plantas medicinais. Os frutos em pó são tratados com diferentes solventes e observa-se a fluorescência na radiação UV. Os frutos secos em pó grosseiro foram inicialmente estudados à luz do dia e também sob dois comprimentos de onda diferentes de radiação ultravioleta (254 e 365nm). A Ig de pó foi colocada num tubo de ensaio e tratada com 2-5 ml de diferentes solventes, bases e ácidos. Os tubos de ensaio foram misturados e incubados durante a noite. Recolher o filtrado e verificar a caraterística de fluorescência sob luz UV. Os extractos de frutos também avaliaram o carácter de fluorescência à luz UV. **Os resultados são apresentados nos quadros 4 e 5.**

Secção D

Parâmetros de normalização [45-50]

A normalização consiste em definir parâmetros de medicamentos em bruto para avaliar a qualidade, a segurança e a eficácia. A normalização é um termo utilizado para descrever todas as medidas de parâmetros durante o processamento ou o fabrico. É importante avaliar a perda por secagem, o valor das cinzas, as matérias estranhas, o índice de formação de espuma, o índice de inchamento, etc. Estes elementos de diagnóstico permitem assegurar as caraterísticas dos medicamentos em bruto.

Matéria orgânica estranha:

As plantas medicinais devem estar isentas de contaminação por insectos, bolores, partículas e outras contaminações animais, incluindo excrementos de animais. Não são permitidas substâncias venenosas e nocivas. Qualquer presença de matéria estranha, descoloração ou outra substância residual pode ser detectada como causa da deterioração da qualidade dos medicamentos em bruto. As matérias orgânicas estranhas podem ser definidas como

Quaisquer substâncias nocivas que não sejam aderentes aos materiais vegetais com o limite especificado. Como terra, poeira, pedra, areia, etc. Mas qualquer droga com quantidades especificadas de matérias orgânicas estranhas potentes, insectos, bolores, será rejeitada, mesmo que a substância da agulha possa ser insuficiente para causar a rejeição

Depende da percentagem de matérias estranhas.

Procedimento:

250 g de materiais vegetais cortados numa camada fina sobre uma superfície branca. Separar as matérias estranhas de acordo com as necessidades dos materiais vegetais, quer visualmente, quer utilizando uma lupa (6x ou 10x) ou uma peneira de 250 no. Selecionar e pesar as matérias orgânicas estranhas. Calcular a percentagem de matéria orgânica estranha através da recolha da quantidade especificada de materiais vegetais. **Os resultados são apresentados no quadro 6.**

Valores de cinzas

O valor das cinzas dos materiais em pó de frutos frescos de *Solanum indicum* é determinado pelo método oficial. O resíduo obtido após a incineração de materiais vegetais, que é simplesmente sais inorgânicos presentes naturalmente nos materiais vegetais. Diferentes métodos de avaliação do valor das cinzas, como o valor total das cinzas, o valor das cinzas insolúveis em ácido, as cinzas solúveis em água e as cinzas sulfatadas, avaliam a adulteração. Após a incineração dos materiais vegetais, avaliar os seguintes métodos de cinzas.

Determinação das cinzas totais:

O valor total das cinzas pode ser determinado através da obtenção de resíduos após a incineração. São classificadas em duas cinzas fisiológicas e non-fisiológicas. As cinzas fisiológicas são obtidas a partir de tecido vegetal e as non-fisiológicas são resíduos obtidos em materiais vegetais como areia, solo, pedra.

Procedimento: cerca de 2-3 g de material em pó seco ao ar, pesado com exatidão e colocado num cadinho de sílica tarado. Incinerar o cadinho de sílica isento de carbono a uma temperatura de 450-600°C. Em seguida, transferir para um exsicador para evitar a humidade e pesar com precisão. Com referência à percentagem de droga em pó, calcula-se o valor das cinzas. **Os resultados são apresentados no quadro 6.**

Cinzas insolúveis em ácido:

A cinza insolúvel em ácido é o resíduo obtido após a ebulição da cinza total com ácido clorídrico diluído e a ignição da matéria insolúvel remanescente. Mede a quantidade de sílica presente, especialmente como areia e terra siliciosa.

Procedimento:

Adicionar 25 ml de ácido clorídrico 2 m num cadinho de sílica contendo cinzas totais e cobrir com um vidro de relógio, aquecendo suavemente durante 5 minutos. Recolher as matérias insolúveis num papel de filtro sem cinzas e lavar com água quente até o filtrado ficar neutro. Transferir o papel de filtro que contém as matérias insolúveis para o cadinho original e incinerar até peso constante. Arrefecer em seguida num exsicador e pesar. Por fim, calcular a percentagem de cinzas insolúveis em ácido. **Os resultados são apresentados no quadro 6.**

Determinação das cinzas solúveis em água:

O valor das cinzas solúveis em água determina a presença de materiais gastos pela água. As cinzas solúveis em água medem a diferença entre o resíduo obtido após a adição das cinzas totais e o peso das cinzas totais.

Procedimento: adicionar 25 ml de água num cadinho de sílica contendo o teor total de cinzas e ferver durante 5 minutos. Recolher a matéria insolúvel em papel de filtro sem cinzas, incendiar num cadinho durante 15 minutos a uma temperatura não superior a 450° c. O peso da matéria insolúvel foi subtraído do peso da cinza total. Calcula-se a percentagem de cinzas solúveis em água. **Os resultados são apresentados no quadro 6.**

Determinação das cinzas sulfatadas: adicionar ácido sulfúrico à matéria-prima em pó e acender. Todos os óxidos e carbonatos são convertidos em cinzas sulfatadas.

Procedimento:

Aquecer uma placa de platina até à vermelhidão durante 5-7 minutos e transferir para um exsicador. Pesar 2 g de substância com precisão e transferir para o prato e humedecer com ácido sulfúrico, inflamar a 800° c. Transferir para o exsicador para arrefecer e depois pesar corretamente. A percentagem de cinzas sulfatadas foi calculada com referência à amostra seca ao ar.

Os resultados são apresentados no quadro 6.

Perda por secagem:

A determinação ou avaliação do teor de humidade deve ser utilizada para minimizar a decomposição dos materiais vegetais ou a contaminação microbiana. A perda por secagem ou Iod deve ser determinada por aquecimento aplicado a uma temperatura constante nos materiais vegetais.

Procedimento:

Pesar com precisão cerca de 2-3 g de material vegetal e colocá-lo numa placa tarada. Transferir a placa quadrada para uma estufa de ar quente a 105° c. Em seguida, colocar num exsicador durante 15 minutos. Perda de peso na secagem de acordo com a referência da amostra seca ao ar. **Os resultados são apresentados no quadro 6.**

Valores extractivos:

Este método determina a quantidade de constituintes activos de extractos com solventes presentes num material vegetal. Este método é ativo para materiais vegetais para os quais não existe nenhum ensaio biológico. Existe uma grande variedade de propriedades químicas dos medicamentos à base de plantas. A quantidade básica de fitoconstituintes determina a avaliação das drogas brutas. Estes extractos são preparados utilizando diferentes solventes para medir os seus constituintes. O lote de solventes utilizado depende do tipo de constituintes a analisar. Os extractos de drogas brutas são preparados em diferentes solventes, como o aquoso, o etanol, o metanol, o éter de petróleo, o clorofórmio, o benzeno, o acetato de etilo, etc. Utilizando maceração a frio, extração a quente, método de Soxhlation. O etanol ou o metanol são utilizados como solventes ideais no processo de extração.

Determinação do extrato solúvel em água:

Maceração a frio: pesar com exatidão cerca de 4-5 g de material vegetal em pó grosseiro e colocar num frasco cónico de vidro. Macerar com IOOml de água, durante 6 horas e agitar vigorosamente, deixar repousar durante 18 horas. Em seguida, filtrar adequadamente e colocar 25 ml de filtrado num prato de fundo plano e evaporar até à secura num banho de água. Secar a 105° c e pesar. Calcular a percentagem de matéria extractiva em relação aos materiais secos ao ar. **Os resultados são apresentados no quadro 6.**

Determinação do extrato solúvel em etanol

Pesar com exatidão cerca de 4-5 g de material vegetal em pó grosseiro e colocar num frasco cónico de vidro. Macerar com IOOrnl de etanol, em causa durante 6 horas e agitar vigorosamente, deixar repousar durante 18 horas. Em seguida, filtrar adequadamente e colocar 25 ml de filtrado num prato de fundo plano tarado e evaporar até à secura num banho de água. Secar a 105° c e pesar. Calcular a percentagem de matéria extractiva em relação aos materiais secos ao ar. **Os resultados são apresentados no quadro 6.**

Determinação do extrato solúvel em metanol:

Macerar 4 a 5 g de droga seca ao ar, grosseiramente pulverizada, com 1 ½rnl de metanol da concentração especificada num balão fechado durante 24 horas, agitando frequentemente durante as primeiras 6 horas e deixando repousar durante 18 horas. Em seguida, filtrar rapidamente e evaporar 25 ml do filtrado até à secura numa cápsula rasa de fundo plano e tarado, secar a 105° c e pesar. Calcular a percentagem de extrato solúvel em metanol em relação à droga seca ao ar.

Determinação do extrato solúvel em éter de petróleo:

O procedimento é idêntico ao utilizado para a determinação do valcr extrativo, mas o solvente utilizado é o éter de petróleo. **Os resultados são apresentados no quadro 6.**

Determinação do extrato solúvel em hexano:

O procedimento é idêntico ao utilizado para a determinação do valcr extrativo, mas o solvente utilizado é o hexano. **Os resultados são apresentados no quadro 6.**

Determinação do valor de extrato solúvel **em clorofórmio, benzeno e acetona:** o procedimento é idêntico ao utilizado para a determinação do valor de extrato solúvel em etanol, mas o solvente utilizado é o clorofórmio, o benzeno, a acetona, etc. **Os resultados são apresentados no quadro 6.**

Índice de formação de espuma:

Muitas plantas medicinais com propriedades saponínicas, persistem a causa da espuma quando a decocção aquosa é agitada. A capacidade de formação de espuma da decocção aquosa agitada é medida num determinado limite.

Procedimento:

Pesar com exatidão Ig de materiais vegetais grosseiros e transferir para um erlenmeyer de 500 ml contendo IOOrnl de água a ferver. Manter em ebulição moderada durante 25-30 minutos, arrefecer e filtrar IOOrnl de balão volumétrico. Adicionar água ao filtrado e diluir corretamente. Deitar a solução em dez tubos de ensaio com rolha, em porções sucessivas de 1 ml, 2 ml, etc. Agitar os tubos durante 15 segundos, deixar repousar durante 15 minutos e medir a altura da espuma. Se a altura da espuma em cada tubo for inferior a 1 cm, o índice de formação de espuma é inferior a 100. Se for medida uma altura de espuma de 1 cm em qualquer tubo, o volume da decocção de material vegetal nesse tubo (a) é utilizado para determinar o índice. Se este tubo for o primeiro ou o segundo tubo de uma série, preparar uma diluição intermédia de forma semelhante para obter um resultado mais preciso. Se a altura da espuma for superior a 1 cm em cada tubo, o índice de formação de espuma é superior a 1000. O índice de formação de espuma utilizando a seguinte fórmula é 1000/a, em que a= o volume em ml da decocção utilizada para preparar a diluição no tubo em que se observa a formação de espuma até uma altura de 1 cm. **Os resultados são apresentados no quadro 6.**

Índice de inchaço:

Algumas plantas medicinais têm propriedades terapêuticas específicas devido à propriedade de inchaço, especialmente goma, ishapgul com pectina, mucilagem, hemicelose presente. O seu parâmetro importante para a avaliação do adulterante, especialmente a mucilagem, contém medicamentos em bruto.

Procedimento:

Coloca-se um peso exato de Ig de material vegetal grosseiro numa proveta graduada de vidro com tampa de 25 ml. Em seguida, adiciona-se 25 ml de água e agita-se a mistura de 10 em 10 minutos durante 1 hora, deixando-a repousar durante 3 horas à temperatura ambiente. O volume tomado pela mucilagem pegajosa é medido corretamente. **Os resultados são apresentados no quadro 6.**

Secção E

Determinação de metais pesados:

Contaminação das plantas medicinais pela poluição ambiental e outros oligoelementos de pesticidas.

Ensaio limite para metais pesados: os limites admissíveis de metais pesados constam do **quadro 7:**

Sl no	Heavy metal contents	Limits
1	Lead	10 ppm
2	Arsenic	3 ppm
3	Cadmium	0.3 ppm
4	Mercury	1 ppm

Procedimento:

Transferir cerca de 3 g da substância em estudo para um balão de Kjeldahl de 300 ml, limpo e seco. Fixar o balão a 45 graus e adicionar um cone. Ácido nítrico para humedecer as substâncias. Até ao início da reação, aquecer suavemente, adicionar a mistura de ácido nítrico e aquecer após cada porção de adição. Este processo foi continuado até à adição de 18 ml de ácido. Aquecer e ferver até escurecer a solução. Arrefecer e adicionar 2 ml de ácido nítrico e aquecer novamente até a solução escurecer. Continuar a adicionar ácido nítrico até não escurecer e produzir fumos brancos. Adição de 2-5 ml de água para arrefecer, fervida através de calor até o volume ser reduzido a alguns ml. Em seguida, arrefecer continuamente através da adição de 5 ml de água e verificar a cor. Se a cor for amarela escura, adicionar 30% de solução de peróxido de hidrogénio. Se a cor continuar amarela, adicionar 2-5 ml de água com a solução de peróxido de hidrogénio. Diluir com alguns ml de água e lavar para um tubo de comparação de cor de 50 ml.

Preparar uma solução em branco mas retirar a amostra seguindo este método. Preparar no mínimo 3 soluções padrão de elementos, estes elementos são examinados através de diferentes concentrações. A gama abrange 25 a 200% da gama presente na solução de amostra. Adicionar os reagentes correspondentes à solução em branco e à solução de ensaio. Medir separadamente a absorvância de diferentes concentrações e referências em branco. Por fim, registar a leitura e preparar a curva de calibração.

Designação do instrumento: espetroscopia de emissão anatómica com plasma indutivo acoplado. **Sistema detetor:** detetor uv visível com temperatura de -40 graus Celsius **Nebulizador:** ponta de gema de fluxo cruzado.

Injetor standard: 1,0-2,0 mm de diâmetro inferior.

Resultados e discussão:

Secção A - Avaliação Macroscópica

Caracteres macroscópicos dos frutos de *Solanum indicum* Linn:

Planta inteira: *Solanum indicum* é bienal, erva espinhosa ou erva pequena, erecta sob arbusto. A altura da planta é estimada em cerca de 0,3-1,5 metros. O caule é robusto, muito ramificado, muito espinhoso com uma base longa e comprimida que é tipicamente um pouco recurvada, e espinhos que são grandes e afiados.

Frutos: os frutos (bagas) são globosos ou redondos, quando jovens são verdes com um revestimento branco e tornam-se amarelos quando amadurecem.

Cor - amarelo acastanhado

Odor - desagradável

Tamanho - aproximadamente 0,8-1,0 cm de diâmetro

Forma - globosa, oblonga

Sabor - amargo.

Sivarajan VV e Balachandran I. Ayurvedic drugs and their plant sources. Oxford e IBH, Nova Deli. 1994.

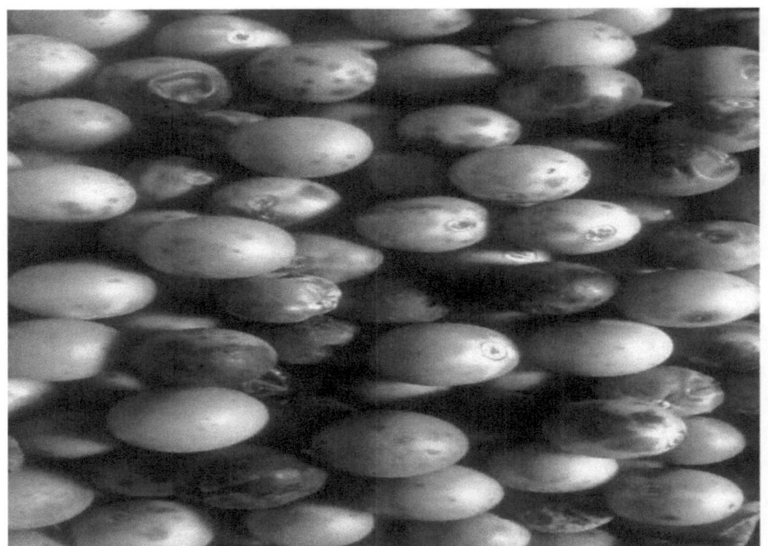

Fig:7. Frutos ***de Solanum indicum***

Secção -C: Análise de pós e avaliação microscópica.

Caraterística do pó:

Análise microscópica do fruto de *Solanum indicum*, glóbulos de óleo (OG) nas células do parênquima, cristais de oxalato de cálcio (CO). -Grânulos de amido (GS). Células do parênquima esponjoso. -TS da epiderme:- epiderme com esclereides, camadas da epiderme, camada epidérmica, hipoderme de células do colênquima. - ET da epiderme:- parênquima paliçádico, hipoderme de células de colênquima.

Análise fluorescente do pó e dos extractos:

Foram observadas e registadas as propriedades fluorescentes caraterísticas ou cores emitidas pelos pós dos frutos de *Solanum indicum* antes e depois do tratamento com vários reagentes. A análise da fluorescência dos frutos em pó e dos vários extractos foi efectuada e

Apresentados nos **quadros 4 e 5.**

Tabela 4. Caraterísticas de fluorescência dos frutos em pó com diferentes produtos químicos

S.no	Test	Day light	Short uv 254nm	Long range 366nm
1	Powder	Dark brown	Brown	Dark brown
2	Powder + water	Light brown	Green	Brown
3	Powder + 1M hydrochloric acid	Gray	Black	Light Black
4	Powder + Glacial acetic Acid	Light Brown	Green	Dark brown
5	Powder + 1M sulphuric Acid	Greenish brown	Light green	Light Black
6	Powder + Concentrated Nitric Acid	Fluorescent green	Yellowish green	Light brown
7	Powder +5% NaOH	Brown	Brown	Black
8	Powder +10%Fecl3	Greyish green	Greenish black	Black
9	Powder+dil.NH3+Conc.HNO3	Yellowish	Light Yellowish green	Light brown
10	Powder + dil. NH3	Dark Brown	Brown	Black
11	Powder + +Acetone	Colourless	Light pink	Colourless

Análise fluorescente dos extractos:

As caraterísticas dos vários extractos à luz natural e sob luz ultravioleta a 254 nm e 366 nm são apresentadas na **tabela.5**

Quadro 5: análise de fluorescência dos extractos de *Solanum indicum*

Sl no	Extracts	Consistency	Day light colour	Short uv 254 nm	Long uv 366nm
1.	Methanol	Semisolid	Brown	Dark Brown	Green
2.	Petroleum ether	Semisolid	Light yellow	Golden yellow	Whitish
3.	Benzene	Semisolid	Wine colour	Golden yellow	Orange yellow
4.	Water	Semisolid	Dark Brown	Black	Dark green
5.	Chloroform	Semisolid	Greenish brown	Coffee colour	Yellowish green

Secção D - Avaliação dos parâmetros de normalização:

Vários estudos de normalização ou de parâmetros físico-químicos foram avaliados de acordo com os diferentes procedimentos acima mencionados. A avaliação dos parâmetros físico-químicos é apresentada na **tabela n.º 6.**

Tabela.6: Parâmetros de normalização de *Solanum indicum.*

Sl no	Parameters	Percentage (%w/w)
I	**Foreign organic matter**	0.2
II	**Loss on drying**	8.14%
III	**Ash value**	
	Total ash	8.62
	Acid insoluble ash	3.58
	Water soluble ash	5.17
	Sulphated ash	4.63
IV	**Extractive values**	
	Petroleum ether	4.77
	Chloroform	5.84
	Ethanol	13.58
	Methanol	14.71
	Water	17.57
	Acetone	4.54
	Benzene	3.89
	Hexane	2.54
V	**Foaming index**	Less than 100
VI	**Swelling index**	4.00 mm

Secção E: Resultado da avaliação de metais pesados.

Os metais pesados individuais dos frutos em pó de *Solanum indicum* foram analisados pelo método de espetroscopia de emissão anatómica com plasma indutivo acoplado. Foram detectados e quantificados metais pesados como o chumbo, o arsénio, o cádmio e o mercúrio. **Os resultados são apresentados na tabela n.º 7.**

Tabela 7. Análise de metais pesados

Sl no	Element	Results (ppm)	Specification (not more than)
1	Lead	Not found	10 ppm
2	Arsenic	0.0021	3 ppm
3	Cadmium	0.0017	0.3 ppm
4	Mercury	Not detect	1 ppm

DISCUSSÃO:

Através de uma abordagem abrangente, foi estabelecida a identidade botânica dos frutos de *Solanum indicum*, que incluiu o exame da sua morfologia, caraterísticas microscópicas, bem como a aplicação dos estudos físico-químicos recomendados pela OMS. Os estudos farmacognósticos desempenham um papel importante na avaliação da adulteração. O processo de normalização exaustivo empregue para os frutos de *Solanum indicum* pode dar uma ideia significativa da sua identidade botânica. Estas descobertas são inestimáveis para avaliar a autenticidade da planta e distinguir os frutos de potenciais adulterantes ou substitutos. Ao estabelecer um cartão de identidade botânico fiável, torna-se possível garantir a identificação e autenticação exactas dos frutos *de Solanum indicum*, salvaguardando a sua qualidade e apoiando as suas utilizações adequadas em várias aplicações, incluindo medicamentos à base de plantas e suplementos dietéticos.

A microscopia de pó mostrou a presença de globo de óleo, cristal de oxalato de cálcio, célula parenquimatosa, com grão de amido. Estas caraterísticas podem ser utilizadas para a identificação interespecífica do medicamento.

A avaliação dos parâmetros físico-químicos é muito importante para estudar a identidade, a pureza, a eficácia e a consistência do medicamento em bruto. Os valores de cinzas de um medicamento dão uma ideia da matéria terrosa ou dos elementos inorgânicos e outras impurezas presentes juntamente com o medicamento. O valor de cinzas é obtido após a encarnação do material vegetal. Um valor elevado de cinzas indica a presença de cargas inorgânicas ou contaminantes, enquanto um valor baixo de cinzas pode sugerir a presença de adulterantes. A cinza total é normalmente constituída por carbonato, fosfato e silicatos. A cinza total foi de 8,62% p/p. A cinza insolúvel em ácido indica contaminação com materiais siliciosos como terra e areia. O valor encontrado foi de 3,58% p/p. O valor da cinza solúvel em água foi de 5,17% p/p. As cinzas sulfatadas são obtidas por tratamento com ácido sulfúrico diluído, onde os óxidos são convertidos em sulfatos. O valor encontrado foi de 4,63% p/p.

A determinação do valor de extração para o solvente específico utilizado no processo de extração, mede a quantidade de constituintes químicos dissolvidos em determinados solventes. Os extractivos solúveis em álcool e solúveis em água foram de 14,71% p/p,

13,58% p/p e 17,57% p/p, respetivamente. Os extractivos de acetona, hexano, éter de petróleo, benzeno e clorofórmio foram de 4,54% p/p, 2,54% p/p, 4,77% p/p, 3,89% p/p e 5,84. Os valores elevados de extrato solúvel em álcool e solúvel em água indicam a presença de uma quantidade considerável de compostos polares. Estas constantes ajudariam os futuros investigadores a identificar e a padronizar a planta.

A perda por secagem determina a quantidade de matéria volátil de qualquer tipo que pode ser expulsa nas condições especificadas e foi encontrada em 8,14% p/p. O índice de inchamento e o índice de formação de espuma foram de 4,0 mm e inferiores a 100, respetivamente.

Foi efectuada a análise qualitativa dos metais pesados e dos elementos inorgânicos. A estimativa quantitativa dos metais pesados revelou apenas quantidades vestigiais de metais pesados (dentro dos limites).

O estudo da droga bruta em pó foi realizado com o objetivo de estudar e avaliar a qualidade da droga à base de plantas quanto ao seu valor terapêutico, uma tarefa tipicamente realizada através de estudos farmacognósticos. Um dos principais passos na verificação da autenticidade do medicamento à base de plantas envolveu a comparação da caraterística de fluorescência do pó. A reação destes reagentes químicos foi observada e documentada, tendo os resultados sido **tabulados .04.** Esta tabela serve como uma referência valiosa para identificar a reação química específica exibida pelo pó do medicamento à base de plantas, ajudando na sua autenticação e avaliação da qualidade. Avaliação da cor de diferentes extractos em uv 254 e uv 365 nm para avaliação da qualidade das caraterísticas do pó, os resultados foram apresentados no **quadro n.º 05.** Estes estudos farmacognósticos pormenorizados sobre os frutos de *Solanum indicum* fornecem informações sobre a identificação do medicamento e também são utilizados para diferenciar a planta dos seus adulterantes e substitutos.

Fitoquímico Avaliação

AVALIAÇÃO FITOQUÍMICA

Fitoquímico é constituído por duas palavras "phyto", que significa planta e químico, ou seja, produto químico derivado de plantas que é isolado de plantas. Os fitoquímicos são muito úteis para os seres humanos, animais, etc. Na Índia, a maioria das doenças microbianas, doenças fúngicas e doenças carenciais são tratadas através de extractos brutos de plantas, mas agora todo o mundo utiliza este sistema fenomenológico. Assim, todos os investigadores estão a aumentar a sua pesquisa sobre espécies de plantas e os especialistas clínicos recebem um tratamento eficaz através de plantas. A teoria da fitoquímica baseia-se na preparação da amostra, na extração através de métodos analíticos e na recolha de dados através de métodos quimiométricos. O processo de preparação da amostra desenvolve muitas fases, incluindo a técnica de amostragem, a extração bioquímica, a extinção de enzimas e todas as partes da análise da planta. Os fitoquímicos têm caraterísticas diferentes que resultam numa gama espetral complexa de biomoléculas com tamanhos, solubilidade, volatilidade, polaridade, quantidade e estabilidade variáveis. Caraterísticas da extração utilizando diferentes métodos de extração, como a extração com fluido supercrítico, a extração em fase sólida, a extração com solvente, etc. A extração é um método importante para isolar componentes activos de diferentes espécies de plantas. Existem vários instrumentos como GC-MS, HPTLC, TLC, 2-dNMR, etc., que são utilizados para a análise de dados dos fitoconstituintes[51].

Os fitoquímicos são produzidos através de metabolitos primários ou secundários das espécies vegetais. Estes desempenham um papel fundamental no crescimento das plantas e na defesa contra agentes patogénicos ou predadores. Os fitoquímicos são geralmente classificados em categorias principais, tais como flavonóides, compostos fenólicos, alcalóides, polifenóis e lignan. Os flavonóides são ainda classificados como isoflavonas, antocianinas e flavanóis. Os maiores desafios neste domínio são o isolamento de compostos específicos e a determinação da sua estrutura. As fitotoxinas são toxinas para o ser humano, como os ácidos aristolóquicos, que são cancerígenos em doses baixas. Alguns polifenóis e flavonóides são pró-oxidantes em grandes quantidades ingeridas. Os fitoquímicos são utilizados na medicina tradicional, por exemplo, a salicina, um medicamento anti-inflamatório e analgésico extraído do salgueiro. Na história antiga, os fitoquímicos são utilizados como medicina tradicional. [52]

Preparação dos extractos:

A extração é o passo primário para a avaliação dos fitoquímicos; a extração do metabolito secundário depende da polaridade dos solventes. Os frutos frescos foram lavados cuidadosamente e secos à sombra. Em seguida, os frutos de *Solanum indicum* foram pulverizados e foram efectuados estudos complementares.

Processo de extração:

As extracções hidroalcoólicas foram realizadas agitando os materiais em pó dos frutos de *Solanum indicum* 900gm extraídos com etanol/água (75:25, v/v) a 25 graus C por percolação quente contínua utilizando o aparelho Soxhlet. A extração foi continuada durante 72 horas. O extrato hidroalcoólico foi filtrado e concentrado até obter uma massa seca por destilação sob vácuo.

Secção A- Rastreio fitoquímico preliminar [53,54,55]

Os testes químicos ou o rastreio fitoquímico preliminar de vários fitoconstituintes no pó seco e nos extractos de frutos de *Solanum indicum* foram realizados conforme descrito abaixo e os resultados foram registados.

1. **Teste de hidratos de carbono:**

   Os extractos foram tratados com 5 ml de água destilada e filtrados, tendo sido utilizados para detetar a presença de hidratos de carbono.

   A. **Teste de Molisch:** numa solução aquosa de extractos tratada com 2 ml de solução de Molisch, adicionou-se um pequeno volume de ácido sulfúrico concentrado na parte lateral do tubo de ensaio para formar uma camada sem agitação. Se for produzida uma coloração púrpura, isso indica a presença de hidratos de carbono.

   B. **Teste de Benedict:** o filtrado dos extractos foi tratado com a solução de Benedict e aquecido suavemente. O precipitado de cor laranja indica a presença de hidratos de carbono.

   C. **Teste de Fehling:** 2 ml de filtrado recolhidos num tubo de ensaio foram adicionados a 5 ml de uma mistura de volumes iguais das soluções de Fehling i e ii e aquecidos ou fervidos em banho-maria durante 2-3 minutos. A cor vermelho-tijolo indica a presença de açúcar redutor ou de hidratos de carbono.

2. **Teste para alcalóides:** os extractos foram dissolvidos com ácido clorídrico concentrado e o filtrado foi recolhido para mais testes de alcalóides.

   A. **Teste de Dragendorff:** o filtrado foi tratado com algumas gotas de reagente de Dragendorff
   (iodeto de bismuto e potássio). A presença de cor castanho-avermelhada indica a presença de alcaloide.

   B. **Ensaio de Mayer:** num tubo de ensaio, adicionaram-se algumas gotas do reagente de Mayer (iodeto de mercúrio e potássio) a uma solução ácida do filtrado. A presença de um precipitado amarelado indica a presença de alcaloide.

   C. **Teste de Wagner:** adicionaram-se algumas gotas do reagente de Wagner (iodo em iodeto de potássio) ao filtrado. A presença de cor avermelhada indica o alcaloide.

   D. **Teste de Hager:** os filtrados foram tratados com o reagente de Hager (solução saturada de ácido pícrico). A presença de alcalóides foi confirmada pela formação de um precipitado de cor amarela.

3. **Deteção de glicosídeos:**

A. Teste de Bontrager modificado: os extractos são hidrolisados com ácido sulfúrico diluído e, em seguida, recolhido o filtrado. O filtrado é tratado com uma solução de cloreto férrico e submerso em água a ferver durante 5 minutos. Em seguida, arrefecer a solução e agitar com igual volume de benzeno. A solução de amoníacc foi tratada com a solução da camada de benzeno separada. A presença de cor-de-rosa a vermelho indica a presença de glicosídeos.

B. Teste para deteção de glicosídeos cardíacos: 3 gotas de uma solução forte de acetato de chumbo foram tratadas com 2 ml de solução aquosa dos extractos. Agitar o filtrado com 5 ml de clorofórmio numa ampola de decantação. A camada de clorofórmio foi evaporada até à secura numa pequena placa de evaporação. O resíduo foi tratado com ácido acético glacial com vestígios de cloreto férrico e transferido para um tubo de ensaio. Adicionar 2-3 ml de ácido sulfúrico concentrado no tubo de ensaio. Em seguida, observaram-se as duas camadas de cor verde-azulada e castanha-avermelhada, respetivamente, como indicativo da presença de glicosídeos cardíacos.

C. Teste legal: o nitroprussiato de sódio em piridina e hidróxido de sódio foi tratado com os extractos. A formação de uma coloração rosa a vermelha indica a presença de glicosídeos cardíacos.

4. Pesquisa de fitoesteróis:

A. Teste de Libermann Burchard: Dissolver 0,5 lg de extrato em 5-10 ml de clorofórmio anidro e filtrar. A primeira porção da solução foi misturada com 1 ml de anidrido acético. Adicionaram-se algumas gotas de ácido sulfúrico concentrado. A formação de uma junção anelar castanha no tubo de ensaio indica a presença de fitoesteróis.

B. Teste de Salkowskfs: os extractos foram agitados com clorofórmio e filtrados. Adicionaram-se algumas gotas de ácido sulfúrico ao filtrado e deixou-se repousar durante alguns minutos. A presença de um precipitado de cor castanha-avermelhada no tubo de ensaio indica a presença de um anel esteroide.

05. Teste para flavonóides:

A. Teste de Shinoda: 0,5 lg de extractos foram tratados com alguns pedaços de magnésio e algumas gotas de ácido clorídrico concentrado adicionadas lentamente. Se a presença de cor rosa a vermelho carmesim, ocasionalmente verde a azul, aparecer após alguns minutos, indica flavonóides.

B. Teste do reagente alcalino: algumas gotas de solução de hidróxido de sódio tratadas com os extractos, formando uma cor amarela. Esta cor tornou-se incolor com a adição de ácido diluído, o que indica a presença de flavonóides.

06. Teste de saponinas:

A. Teste de espuma: os extractos são dissolvidos com 2-5 ml de água destilada e transferidos para um cilindro graduado, agitado durante 10-15 minutos. A formação de espuma Icm indica a presença de saponina.

B. Teste da espuma: Misturou-se uma parte dos extractos com 2 ml de água; se se produzir espuma e esta persistir durante 1 minuto, indica a presença de saponina.

07. Teste de compostos fenólicos:

A. Teste de gelatina: os extractos foram tratados com uma solução de gelatina a 1% contendo 10% de solução de cloreto de sódio. A formação de Ppt indica a presença de compostos fenólicos.

B. Ensaio com cloreto férrico: os extractos foram dissolvidos com 1 ml de água e aquecidos. Em seguida, adicionaram-se 1-2 ml de solução de cloreto férrico a 5% à solução de extractos. A formação de cor verde ou azul indica a presença de compostos fenólicos.

C. Teste do iodo: os extractos dos frutos foram tratados separadamente com uma solução de iodo; a presença de cor vermelha indica a presença de tanino.

D. Teste do ácido nítrico: Colocam-se 0,5 lg de extractos num tubo de ensaio e dissolvem-se com ácido nítrico durante 2 minutos. A cor avermelhada a amarelada indica a presença de compostos fenólicos.

08. Pesquisa de proteínas e de aminoácidos livres:

A. Ensaio do milhão: 2 ml de extractos da solução de ensaio foram misturados separadamente com o reagente do milhão. Após a aplicação de calor, a formação de vermelho tijolo indica a presença de proteínas na amostra de ensaio.

B. Teste de Biureto: os extractos dos frutos foram dissolvidos separadamente com 1 ml de solução de hidróxido de sódio a 10% e aquecidos. Em seguida, adicionaram-se à mistura algumas gotas de solução de sulfato de cobre. A formação de uma cor violeta púrpura indica a presença de aminoácidos.

C. Teste da ninidrina: Adicionou-se uma solução de ninidrina a 0,25% p/v aos extractos e ferveu-se durante alguns minutos. A formação de cor azul indica a presença de proteínas e aminoácidos.

09. Teste de deteção de diterpenos:

Teste do acetato de cobre: os extractos aquosos foram tratados com 2-3 gotas de solução de acetato de cobre e deixados em repouso durante 5 minutos. A formação de cor verde indica a presença de diterpenos.

10. ensaios de deteção de óleos voláteis.

A tintura de alcano é adicionada a uma secção fina da droga bruta, a cor vermelho-tijolo indica a presença de óleo volátil.

Os testes fitoquímicos preliminares acima referidos foram realizados no extrato hidroalcoólico do pó de frutos de *Solanum indicum* e os resultados foram tabulados na **tabela 09.**

Secção-B: Avaliação cromatográfica

Introdução: [56]

Da palavra grega "chroma significa cor e graph significa escrever", utiliza-se uma técnica laboratorial para a separação de misturas. Os dois termos fase móvel e fase estacionária são utilizados para identificar a mistura de compostos, ao passar uma mistura dissolvida numa fase móvel através da fase estacionária. A molécula é separada da mistura de compostos com base na partição diferente da fase móvel e da fase estacionária. Assim, a alteração da separação efectuada por diferentes compostos com uma repartição co-eficiente resulta numa retenção diferencial na fase estacionária. A cromatografia analítica baseia-se em materiais de menor quantidade e na medição da porção relativa da substância a analisar numa mistura. A cromatografia é um método físico em que os componentes a separar são distribuídos entre duas fases, uma móvel e outra estacionária, que se movem numa direção específica.

Termos de cromatografia:

A. **Analito:** substância separada durante o processo de cromatografia.

B. **Cromatografia analítica:** é utilizada para determinar a concentração de uma substância a analisar numa amostra.

C. **Cromatograma:** a saída da cromatografia de diferentes picos ou padrões no cromatograma corresponde a diferentes componentes da mistura. O eixo X representa o tempo de retenção e o eixo y representa o sinal que corresponde à resposta criada pelo sistema existente da substância a analisar.

D. **Um cromatógrafo:** qualquer separação sofisticada efectuada por um equipamento.

E. **O eluente:** a coluna que sai através da fase móvel.

F. **Tempo de retenção:** tempo necessário para que uma determinada substância a analisar passe através da coluna para o detetor numa determinada condição.

G. **Fase estacionária:** uma substância fixa que é colocada no procedimento de cromatografia. Ex: gel de sílica utilizado como fase estacionária na tic.

H. **A fase móvel:** move-se numa direção definida, seja ela líquida, gasosa ou sólida. A amostra é separada através da fase móvel e o solvente move-se através da coluna.

Tipos de análise cromatográfica:

Análise qualitativa,

2. Análise quantitativa.

Análise qualitativa: refere-se à identidade da substância, por exemplo, caraterística estrutural, grupo funcional presente na amostra a ser identificada.

2. Análise quantitativa: refere-se à pureza do produto.

Ramos da cromatografia: [57]

Fig. 08: Categorias de cromatografia

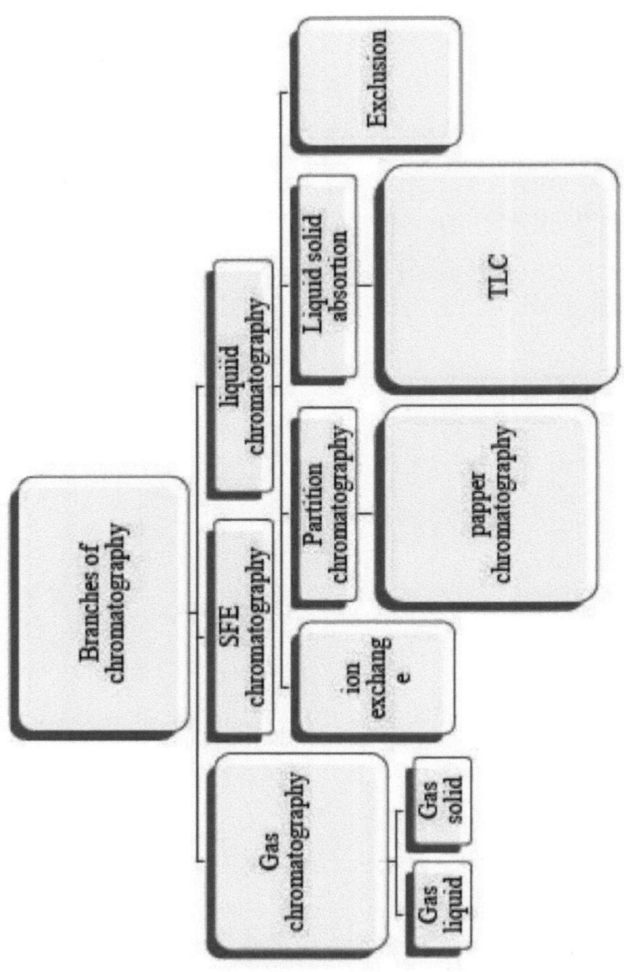

Princípios de cromatografia: [58]

Método físico de separação que distribui os componentes a separar entre a fase móvel e a fase estacionária, movendo-se numa direção definida. Separação de substâncias com base na sua diferente distribuição entre a fase móvel e a fase estacionária. Dependendo da distribuição da fase móvel e da substância, esta move-se a uma velocidade diferente.

Cromatografia em coluna: [59,60]

O gel de sílica contendo a fase estacionária foi introduzido numa coluna de vidro a partir do topo com uma fase móvel como amostra líquida. Esta fase móvel desce pela coluna com a ajuda da força da gravidade. Para a purificação de compostos, utiliza-se maioritariamente a cromatografia em coluna. A amostra é colocada no topo da coluna depois de a coluna estar preparada. Em seguida, a fase móvel desce lentamente pela coluna, de acordo com o aumento da polaridade da concentração do solvente. Na capacidade de interação diferente da mistura de compostos, a fase estacionária e a fase móvel fluirão ao longo da fase móvel em diferentes intervalos de tempo. A separação da mistura foi conseguida e um pequeno volume do tubo de ensaio recolheu as amostras eluídas. O tubo de ensaio que contém as fracções dos mesmos compostos foi agrupado após a eluição completa.

Procedimento:

Foi colocada uma coluna de vidro cilíndrica longa de tamanho preferível num suporte de cromatografia em coluna. Os extractos secos de plantas misturados com sílica gel em pó formam um pó fino para facilitar a distribuição da amostra na sílica gel já embalada. No topo da coluna de sílica pré-embalada, colocou-se a massa de amostra em pó. A amostra deve ser coberta com algodão. A coluna é atravessada por solventes de polaridade diferente e o fluxo de solvente é fraccionado por gravidade, de modo a obter o extrato da amostra. Cada fração da amostra é recolhida num tubo de ensaio diferente para análise posterior por cromatografia em camada fina. A cromatografia em camada fina é utilizada para a separação parcial de elementos orgânicos ou inorgânicos, especialmente para a pureza das fracções. Com a ajuda de um tubo capilar a 1/2 polegada de distância do bordo inferior da placa tic, cada fração é aplicada na placa. A placa é mantida numa câmara de revelação com um sistema de solventes adequado, até que o solvente atinja o topo da placa tic. A frente do solvente é marcada com um lápis de chumbo. Quando a placa é retirada da câmara de revelação, os pontos de visualização são detectados através da câmara UV.

Cromatografia de camada fina: [61,62,63]

Princípio:

Separação de compostos ou misturas de compostos com base na adsorção. Para separar a mistura não volátil, a cromatografia em camada fina é o método mais útil. Utiliza-se como fase estacionária uma placa de vidro fina revestida com alumínio ou sílica gel. De acordo com as propriedades dos componentes da mistura, escolhe-se a fase móvel como solvente. Após a aplicação da amostra na placa, devido à ação capilar, esta é arrastada pela mistura de solventes. O princípio baseia-se numa fase estacionária sólida aplicada na placa de vidro ou de plástico e a fase móvel move-se sobre a fase estacionária. A amostra é aplicada na parte inferior da placa de tic, um pouco acima de 2 cm do fundo. A placa Tlc pode ser realizada à escala analítica para monitorizar o progresso de uma reação ou preparativa para purificar os compostos em pequena escala. De acordo com a afinidade, os componentes são movidos em direção à fase estacionária, os componentes com maior afinidade com o adsorvente deslocam-se mais lentamente e os componentes com menor afinidade com a fase estacionária deslocam-se mais rapidamente.

Preparação do prato:

As placas Tlc são normalmente constituídas por gamas de tamanhos de partículas normalizados para melhorar a reprodutibilidade. As placas são preparadas através da mistura de gel de sílica e água. Esta mistura de fase estacionária é devidamente espalhada como uma pasta espessa colocada numa placa de vidro. As placas são transferidas para uma câmara de aquecimento (forno de ar quente) durante 30 minutos a 105 - 110° c. Para fins analíticos, a espessura da camada de gel de sílica é normalmente de cerca de 0,1-0,25 mm e de cerca de 0,5-2,0 mm para TLC preparativa.

Seleção da fase móvel:

Fase estacionária - Sílica gel g

Fase móvel - Ácido acético: etanol (1:3) e clorofórmio: Metanol: Água 7:4:1 Agente de deteção - Ácido sulfúrico a 10% em metanol

Os valores Rf foram calculados utilizando a fórmula =

$$\frac{\text{Distance travelled by solute}}{\text{Distance travelled by solvent}}$$

A avaliação fitoquímica do extrato metanólico de *Solanum indicum* foi realizada através de estudos ticos. Os resultados foram tabulados na **tabela 10.**

Resultados e discussão

Extração:

A percentagem de rendimento de extração sucessiva de frutos de *Solanum indicum* é apresentada no quadro **08.**

Quadro 08. Cor de extractos sucessivos de frutos de

Solanum indicum.

Sl no	Extract	Method of Extraction	Nature of extract	Colour
01	Hydroalcoholic	Continuous Extraction Using Soxhlet Apparatus	Semi solid	Brownish green

Secção A - Rastreio fitoquímico preliminar

Foi efectuada uma análise fitoquímica qualitativa do pó dos frutos e dos vários extractos e os resultados estão tabelados na tabela 9.

Tabela .09. Rastreio fitoquímico preliminar de frutos em pó e extractos de *Solanum indicum* Linn.

S.no	Test	Result	
		Powdered drug	**Hydroalcoholic extracts**
01	**Test for carbohydrates**		
	A. Molisch's test	+	+
	B. Benedict's test	-	-
	C. Fehling's test	+	+
02	**Test for alkaloids**		
	A. Dragendroff's reagent	+	+
	B. Mayer's reagent	+	+
	C. Wagner's reagent	+	+
	D. Hager's reagent	+	+
03	**Test for glycosides**		
	A. Modified bontrager's test	+	+
	B. Cardiac glycosides	+	+
	C. Legal test	-	-
04	**Test for phytosterols**		
	A. Liebermann- burchard's test	-	-
	B. Salkowski's test	+	+
05	**Test for flavonoids**		
	A. Shinoda test	+	+
	B. Alkali test	+	+
06	**Test for saponins**		
	A, froth test	+	+
	B. Foam test	+	+
07	**Test for phenolic compounds**		
	A.gelatin test	-	-
	B. 5% ferric chloride solution	-	-
	C. Dilute iodine solution	+	+

	D. Nitric acid test	-	-
08	**Test for proteins and amino acid**		
	A. Millon's test	+	+
	B. Biuret test	-	-
	C.Ninhydrin	-	-
09	**Test for diterpenes**		
	Copper acetate test	-	-
10	**Test for volatile oils**	+	-

(+) indicates positive reaction **(-) indicate negative reaction**

Cromatografia em camada fina dos extractos:

O número de manchas, o valor rf das mesmas e a cor das manchas sob luz uv 366nm e luz visível são apresentados na **tabela 10** e a fotografia da placa é apresentada nas **figs. 09 & 10.**

Tabela. 10.estudos de cromatografia em camada fina.

Sl no	Extracts	Solvent system	No of spots	Rf value
1	Hydroalcoholic	Acetic acid: ethanol (1:3)	01	0.46
		Chloroform: Methanol: Water 7:4:1	02	0.88,0.91

Fig09- Sistema de solventes para extractos hidroalcoólicos
Ácido acético : etanol (1:3)

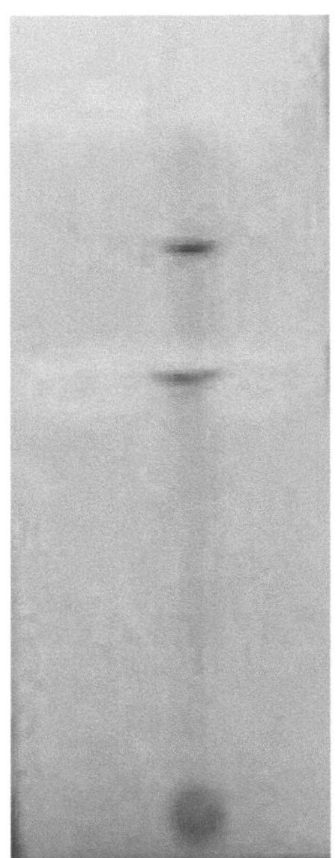

Fig 10- Extractos hidroalcoólicos

Clorofórmio :Metanol: Água 7:4:1

Discussão:

Esta rica tapeçaria de conhecimentos medicinais tradicionais na Índia tem sido transmitida através de inúmeras gerações, com cada história e remédio tecidos no tecido da comunidade e da cultura, assegurando a preservação da antiga sabedoria curativa. Para aproveitar plenamente o potencial dos conhecimentos tradicionais indianos sobre plantas medicinais, é imperativo tomar as medidas necessárias, como a documentação exaustiva, a regulamentação sistémica e a aplicação generalizada, colmatando o fosso entre a sabedoria antiga e as ciências modernas para benefício de todos. Devido à sua dependência do material vegetal como fonte de preparação, os medicamentos à base de plantas são susceptíveis de contaminação, deterioração e variação na composição, o que realça a importância da medida de controlo de qualidade e do processo normalizado para garantir a segurança, a pureza, a eficácia e a consistência. Por isso, é necessária uma maior normalização para avaliar a potência dos medicamentos à base de plantas. Foram desenvolvidas muitas técnicas analíticas para o controlo da qualidade de medicamentos de origem vegetal. Por conseguinte, é muito importante avaliar a investigação fitoquímica juntamente com o rastreio biológico para definir os parâmetros de controlo de qualidade. Nesta análise, os frutos de *Solanum indicum* em pó grosseiro foram extraídos com solventes Aquametanol em aparelho Soxhlet. Os valores de extração sucessivos revelaram as particularidades de solubilidade e polaridade dos metabolitos no pó. Após o processo de extração sucessiva, os extractos apresentam uma constância semi-sólida e uma cor verde acastanhada. Foram utilizados vários regentes químicos na realização de uma análise fitoquímica preliminar qualitativa para determinar a natureza dos fitoconstituintes e a sua presença em cada extrato e pó. O extrato hidroalcoólico mostrou a presença de hidratos de carbono, glicosídeos, alcalóides, esteróides, flavonóides, fenóis, proteínas, saponinas e taninos.

A análise cromatográfica em camada fina dos extractos hidroalcoólicos foi realizada utilizando diferentes sistemas de solventes, o extrato hidroalcoólico dos frutos de *Solanum indicum* apresenta 01 ponto no sistema de solventes ácido acético: etanol (1:3), enquanto que 02 pontos são apresentados em clorofórmio: Metanol: Água 7:4:1. A TLC foi realizada para a identificação qualitativa dos diferentes componentes dos extractos.

Os metabolitos secundários desempenham um papel crucial nas actividades terapêuticas das plantas, pelo que este estudo fornecerá informações valiosas para selecionar o extrato mais adequado para uma investigação farmacológica mais aprofundada.

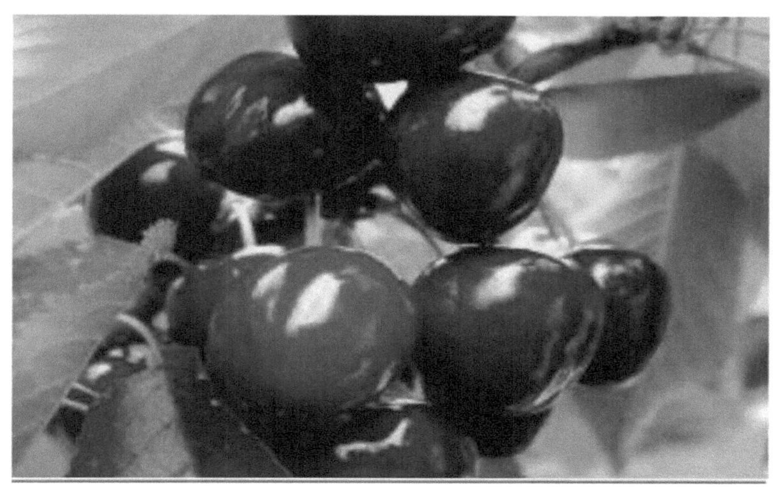

Avaliação farmacológica

AVALIAÇÃO FARMACOLÓGICA

As palavras gregas "pharmakon" significa medicamento e "logos significa discurso em", estas duas palavras derivam da farmacologia. A farmacologia pode ser definida como o estudo de uma substância através da interação de um processo químico com um sistema vivo. Estas interações ocorrem quer através da ligação da substância, quer através da inibição do processo normal do organismo. Abrange todos os aspectos dos fármacos, mas normalmente os que são utilizados para fins medicinais ou para uso humano. Esta ciência experimental foi inicialmente orientada por Rudolf Buchheim, que criou o primeiro instituto de farmacologia em 1847, na Alemanha. Há milhares de anos, as plantas medicinais são utilizadas como medicamentos, mas a sua eficácia é limitada [64]. [64]

A farmacologia é a ciência que se ocupa dos aspectos fisiológicos e bioquímicos, incluindo os estudos farmacocinéticos e farmacodinâmicos. A farmacocinética refere-se à absorção, distribuição, biotransformação e excreção. A farmacodinâmica é o estudo dos efeitos fisiológicos dos medicamentos e dos seus mecanismos de ação. As três principais divisões da farmacologia são a clínica, a experimental e a teórica. É a ponte entre a patologia e a fisiologia. A farmacologia geral trata da interação dos medicamentos com um organismo, enquanto a farmacologia experimental examina a influência dos medicamentos com base no animal. A farmacologia clínica baseia-se no doente. Vários ramos da farmacologia são a toxicologia, a fitoterapia, a vitamina, a endocrinologia e a quimioterapia. Está intimamente ligada à farmácia e serve de base à terapêutica e a outras disciplinas clínicas. A farmacologia inicial baseia-se em alterações físico-químicas e fisiológicas primárias do metabolismo ou da função do sistema. [65]

Secção-A- Avaliação dos antipiréticos

Atividade antipirética dos extractos de frutos de *Solanum indicum*: [66,67,68,69]

Na era pré-antibiótica, o tratamento com antipiréticos era mais importante.

No entanto, para o tratamento de infecções por protozoários como a malária e doenças virais agudas, é necessário reduzir a temperatura corporal elevada através de antipiréticos. Para avaliar esta propriedade, a febre é introduzida em animais por injeção de levedura de cerveja.

Pirexia: [67]

A febre está associada ao aumento da temperatura corporal acima de um ponto definido no centro do hipotálamo. O aumento da temperatura corporal deve-se à alteração de processos fisiológicos e a outras doenças infecciosas. O processo associado à libertação de mediadores imunológicos que activam o centro termorregulador do hipotálamo, levando a um aumento

na temperatura central do corpo. A temperatura normal do corpo é de aproximadamente 37 graus Celsius e aumenta cerca de 0,5 graus Celsius ao longo do dia. De acordo com a temperatura corporal, mencionar o grau de febre

1. **Baixo grau:** 37,3 a 38,0 c (99,1 a 100,4 I)
2. **Grau moderado:** 38,1 a 39,0 c (100,6 a 102,2 f)
3. **Alto grau:** 39,1 a 41 c (102,4 a 105,8 f)

Milton e Wendlandt, afirmam que a febre ocorre por aumento de pirogénio nas prostaglandinas, especialmente pge2. Os fosfolípidos membranares são precursores da síntese de prostaglandinas, sendo posteriormente convertidos em ácido araquidónico (aa) pela fosfolipase a2. Através da ciclo-oxigenase (cox), o ácido araquidónico é convertido em pgh2, após o que sofre isomerização em pge2 pela pge sintase. Com a ajuda do recetor ep3, a pge2 actua para afetar neurónios específicos no hipotálamo que ajudam na termorregulação. Os AINEs inibem a síntese de cox e diminuem a temperatura. A formação da pge2 começa ou a ação começa quando os pirogénios exógenos (por exemplo, bactérias, vírus) estimulam os pirogénios endógenos, como o fator de necrose tumoral (tnf) e o interferão (ifn), a alterar o ponto de ajuste hipotalâmico através do organum vasculum da lâmina terminal (ovlt) e a aumentar a temperatura corporal central. Os pirogénios endógenos também desencadeiam a resposta imunitária e inflamatória. Leucocitose, ativação de células t, proliferação de células b, morte de células nk e aumento da adesão de glóbulos brancos através da resposta imunitária no organismo.

A febre muito elevada pode provocar efeitos letais em vários sistemas de órgãos:

Após um episódio de hipertermia, a função neurológica e cognitiva aguda pode ocorrer em sobreviventes com lesões neurológicas crónicas. Especificamente, as células purkinje do córtex são responsáveis pela disfunção cerebelar sensível ao coração e também de longa duração.

2. Gastrointestinal:

No trato gastrointestinal, o fluxo sanguíneo diminui quando a temperatura aumenta acima dos 40 graus celcius. E também aumenta o potencial de libertação de citocinas pró-inflamatórias, inflamação do trato gastrointestinal e edema.

3. Rim:

A insuficiência renal aguda pode ser provocada pelo aumento da temperatura corporal. Um aumento de apenas 2 graus na temperatura do corpo pode levar a uma diminuição da taxa de filtração glomerular (TFG), que continua a diminuir com um novo aumento da temperatura.

Classificação dos AINEs que diminuem a temperatura corporal: [68]

1. **Inibidores não selectivos da cox:**

A. Salicilato: Aspirina

B. Derivados do ácido propiónico: ibuprofeno, naproxeno, cetoprofeno, flurbiprofeno.

C. Fenamato: ácido mefenâmico.

D. Derivados do ácido acético: cetorolac, indometacina, nabumetona.

E. Derivados da pirazolona: fenilbutazona, oxifenbutazona.

2. **Inibidores preferenciais da cox-2:** nimesulida, diclofenac, aceclofenac, meloxicam, etodolac.

3. **Inibidores selectivos da cox-2:** celecoxib, etoricoxib, parecoxib.

4. **Analgésico-antipirético com fraca ação anti-inflamatória:**

1. Derivado do paraaminofenol: paracetamol (acetaminofeno).
2. derivados da pirazolona: metamizol (dipirona), propifenazona.
3. Derivado da benzoxazocina: nefopam.

Método de rastreio:

o de levedura de cerveja introduzida em ratos procedimento conhecido para produzir febre. Quando a administração de antipiréticos diminui a temperatura. Primeiro, prepara-se uma solução a 15% de levedura de cerveja em solução salina a 0,9%. São utilizados quatro grupos de ratos Wister machos ou fêmeas com peso corporal de 150 g. Os animais ficam com febre quando lhes é injectada uma suspensão de levedura de Brewer a 15% em carboximetilcelulose a 0,5% em solução salina normal. Após 18 horas, foi registada a temperatura do reto de todos os animais. Após 18 horas de introdução da pirexia, todos os tratamentos (teste, controlo, medicamento padrão) foram administrados aos respectivos grupos. Foram administrados 10 ml/kg (p.o) de solução salina normal aos grupos de animais de controlo e Paracetamol na dose de 50mg/kg (p.o) ao grupo de animais padrão.

250 mg/kg e 500 mg/kg de extractos de ensaio introduzidos de acordo com o peso corporal nos respectivos grupos de animais. A temperatura rectal foi registada através de um termómetro clínico 4 horas (20,25,30 horas) após a administração do medicamento.

Avaliação: O efeito antipirético dos extractos hidroalcoólicos dos frutos de *Solanum indicum* foi avaliado pelo método de pirexia induzida por levedura de cerveja e exibiu um efeito antipirético significativo ($p \leq 0,05$) em comparação com o grupo de controlo e padrão de uma forma dependente da dose e do tempo. Os resultados mostraram uma redução acentuada da temperatura rectal nos grupos tratados (38,41±0,17 para HA 250mg/kg,36,79±0,11 para HA 500mg/kg e 35,87±0,14 para Paracetamol às 20 horas) após a indução e tratamento da levedura. Cada valor representa a média ±SEM de 6 ratos, *p valor <0,05.

Nota- *HA- Extrato hidroalcoólico

Quadro 11. Efeito antipirético de *Solanum indicum* Linn em ratos

Sl no	Treatment	Initial temperature	Rectal Temp. after Yeast induction				
			19h	20h	21h	22h	23h
1	Control	37.41±0.14	39.59 ± 0.19	39.51± 0.63	39.28± 0.15	39.31± 0.04	39.27± 0.07
2	Hydroalcoholic extracts(250mg/kg)	37.34±0.32	39.25± 0.11	38.41± 0.17 *	38.21± 0.17*	38.07± 0.42*	37.64± 0.03*
3	Hydroalcoholic extracts(500mg/kg)	37.39±0.62	39.15± 0.22*	36.79± 0.11*	36.53± 0.19*	37.77± 0.17*	37.35± 0.04*
4	Paracetamol (150 mg/ kg)	37.29±0.42	39.23± 0.16*	35.87± 0.14*	36.51± 0.24*	37.69± 0.21*	37.60± 0.09*

Secção-B- Avaliação anti-inflamatória dos frutos de *Solanum indicum*. [69,70]

Na década de 2000-2010, a OMS identificou a doença músculo-esquelética. Vários medicamentos à base de plantas têm demonstrado efeitos anti-inflamatórios como a curcuma, o manjericão sagrado, o gengibre, etc. Estes medicamentos têm menos efeitos secundários e abrangem um vasto domínio de mecanismos envolvidos na inflamação, revelando-se assim mais benéficos do que os medicamentos sintéticos. A resposta da inflamação expressa a danos nas células e nos tecidos vasculares. Os cinco sintomas básicos da inflamação são a vermelhidão, o inchaço, o calor, a dor e a alteração da função, sendo conhecidos desde a antiga era grega e romana. Os principais acontecimentos nesta resposta são o aumento do fornecimento de sangue ao tecido afetado através da vasodilatação, o aumento da permeabilidade capilar causado pela retração das células endoteliais, o que permite que os mediadores solúveis da imunidade cheguem ao local da inflamação e que os leucócitos saiam dos capilares para o tecido circundante. Existem outros componentes do sangue, como os neutrófilos, os monócitos e os linfócitos, que também passam para o local da infeção.

As vias das citocinas, do complemento, das cininas e dos fibrócitos seguem os sistemas de desenvolvimento das reacções inflamatórias. A resposta inflamatória é acompanhada por mediadores lipídicos libertados por diferentes células e por mediadores vasoactivos libertados por mastócitos, basófilos e plaquetas. A resposta inflamatória ocorre em três fases distintas

1. **Fase aguda transitória:** aumento da permeabilidade capilar e caracterizada por vasodilatação local.
2. **Fase subaguda:** caracterizada pela infiltração de diferentes células, como leucócitos e células fagocíticas.
3. **Fase proliferativa crónica:** ocorre fibrose.

Avaliação da atividade anti-inflamatória pelo método do edema da pata induzido por carragenina:

A atividade anti-inflamatória dos extractos hidroalcoólicos dos frutos de *Solanum indicum* foi avaliada pelo método do edema da pata induzido por carragenina. Para esta experiência, os animais foram divididos em quatro grupos com seis elementos em cada grupo. Depois de expostos ao ambiente laboratorial, os ratos de ensaio foram tratados com ambos os extractos de ensaio (250 e 500 mg/kg), diclofenac de sódio (1 mg/kg) e solução salina normal (1 ml p.o) como controlo. Todos os tratamentos foram administrados por via oral aos grupos de ensaio e de controlo. Após uma hora de tratamento medicamentoso, a pata traseira direita de todos os animais foi injectada com 0,1 ml de suspensão de carragenina a 1% em solução salina normal. Utilizando o pletismómetro de mercúrio para determinar o volume da pata às O, 2,4, 6 e 24 horas após a indução do edema

Percentagem de inibição= [(Vc-Vt)/Vc] XlOO

Vcis aumento médio do volume da pata dos ratos de controlo e

Vtis aumento médio do volume da pata dos ratos tratados.

Tabela 12. Atividade anti-inflamatória de *Solanum indicum* Linn, frutos Extrato hidroalcoólico

Time after Oedema induction agent administration (volume displaced in ml)					
Treatment	**0 h**	**2 h**	**4 h**	**6 h**	**8 h**
Control	0.43± 0.004	0.83± 0.01	1.6± 0.07	1.76± 0.07	1.89± 0.02
Hydroalcoholic extracts(250mg/kg)	0.42± 0.004	0.79± 0.001	1.5± 0.001	1.05± 0.005	0.74± 0.005*
Hydroalcoholic extracts(500mg/kg)	0.43± 0.004	0.75± 0.001	1.3± 0.001	0.89± 0.004*	0.61± 0.008*
Diclofenac Sodium (1 mg/ kg)	0.42± 0.004	0.65± 0.001	0.96± 0.001	0.76± 0.007*	0.45± 0.004*

Cada valor representa a média ±SEM de 6 ratos, *p valor <0,05

Discussão:

Os resultados sugerem que o extrato hidroalcoólico dos frutos de *Solanum indicum* apresenta uma atividade antipirética e anti-inflamatória em animais. O efeito dos extractos de frutos de Solanum indicum na dose de 250mg/kg e 500mg/kg nos parâmetros biológicos é discutido abaixo.

1. **Os efeitos do extrato de frutos de *Solanum indicum* mostram atividade anti-inflamatória:**

A presente investigação mostra que o extrato hidroalcoólico dos frutos de *Solanum indicum* apresenta atividade anti-inflamatória em ratos nas doses de 250mg/kg e 500mg/kg. Os efeitos do extrato hidroalcoólico 250mg/kg e 500mg/kg em diferentes intervalos de tempo 2 horas, 4 horas, 6 e 8 horas mediram o volume da pata, valor apresentado na Tabela n.º 12. O fruto de *Solanum indicum* exibiu uma atividade anti-inflamatória comparável em ratos Wistar em comparação com o medicamento de referência Diclofenac sódico (lmg/kg) após 6 horas de tratamento, mostrou (40,34% para o extrato hidroalcoólico 250 mg/kg, 49,43% para o HA 500 mg/kg e 56,81% para o Diclofenac sódico) inibição do edema da pata.

2. **Os efeitos do extrato de frutos de *Solanum indicum* mostram uma atividade antipirética:**

O extrato hidroalcoólico de *Solanum indicum* na dose de 250 e 500mg/kg apresenta uma atividade antipirética significativa em ratos. A observação do estudo sobre os extractos hidroalcoólicos de frutos de *Solanum indicum*, avaliados através do método de pirexia induzida por levedura de cerveja, revelou um efeito antipirético significativo demonstrado pelo extrato em comparação com o grupo de controlo e o grupo padrão. Os extractos foram aplicados com doses diferentes no animal com um intervalo de 19,20,21,23 horas, os resultados são apresentados na tabela n.º ll. Os resultados mostraram uma redução acentuada da temperatura rectal nos grupos tratados (38,41±0,17 para HA 250mg/kg, 36,79±0,11 para HA 500mg/kg e 35,87÷0,14 para Paracetamol às 20 horas) após a indução e o tratamento da levedura.

*HA- Extractos hidroalcoólicos

RESUMO E CONCLUSÃO

RESUMO E CONCLUSÃO

O presente estudo, intitulado **"Exploração da avaliação farmacognóstica e farmacológica dos frutos de *Solanum indicum* Linn (família Solanaceae)"**, centra-se numa planta que se encontra normalmente disponível em toda a Índia e que é tradicionalmente utilizada no tratamento de várias doenças. Ainda há falta de estudos sobre os frutos de *Solanum indicum.*

O capítulo sobre a **revisão da literatura trata** das informações relativas à avaliação farmacognóstica, fitoquímica e farmacológica da planta *Solanum indicum.*

Estudos farmacognósticos:

De acordo com a revisão da literatura, não existe nenhum estudo ou avaliação anterior do estudo farmacognóstico da planta *Solanum indicum.* Por isso, foi efectuado e relatado pela primeira vez.

Foram efectuados estudos farmacognósticos de macroscopia, microscopia, determinação de constantes físico-químicas e análise de metais pesados dos frutos. Os estudos macroscópicos mostram que os frutos são (bagas) globosos ou redondos, quando jovens são verdes com revestimento branco e tornam-se amarelos quando amadurecem.

Cor- amarelo acastanhado, Odor- desagradável, Tamanho- aproximadamente 0,8-1,0 cm de diâmetro, Forma- globosa, oblonga Sabor- amargo. As várias caraterísticas distintivas As caraterísticas dos frutos observadas através de estudos de microscopia de pó foram: glóbulos de óleo (OG) nas células do parênquima, cristais de oxalato de cálcio (CO), grânulos de amido (SG), células do parênquima esponjoso. ET da epiderme: - epiderme com escleródios, camadas da epiderme, camada epidérmica, hipoderme de células de colênquima.

Foram realizadas várias constantes físico-químicas, tais como valores de cinzas, valores extractivos, perda por secagem, índice de inchamento e índice de formação de espuma. Estes valores ajudarão a confirmar a identidade e a pureza da planta. Qualquer desvio significativo na percentagem de qualquer parâmetro registado neste trabalho pode indicar adulteração ou substituição do medicamento. A estimativa quantitativa de metais pesados foi realizada e mostrou apenas uma pequena quantidade de metais pesados (dentro dos limites). Foi efectuada uma análise de fluorescência para detetar os cromóforos fluorescentes presentes no medicamento em pó, bem como nos extractos. Não foi observada qualquer fluorescência no pó e nos extractos. Este é o primeiro relatório sobre a padronização farmacognóstica dos frutos de *Solanum indicum.*

Estudos fitoquímicos:

A avaliação fitoquímica diz respeito à análise química dos extractos utilizados para o rastreio farmacológico. A extração sucessiva por solvente foi efectuada com solventes como o aquoso e o etanol (extração hidroalcoólica). A análise fitoquímica preliminar qualitativa ajudou a identificar os fitoconstituintes presentes em diferentes extractos. A cromatografia de camada fina dos extractos foi realizada para identificar os constituintes individuais ou a mistura de constituintes no extrato. Foram utilizados diferentes sistemas de solventes para separar os extractos e medir o valor Rf.

Estudos farmacológicos:

Estudos de toxicidade aguda:

Para avaliar o perfil de segurança do extrato hidroalcoólico, foi realizado um estudo de toxicidade aguda em conformidade com as diretrizes 423 da OCDE. O estudo envolveu a administração do extrato por via oral ao sujeito de teste em várias doses, sendo a dose mais elevada de 200mg/kg de peso corporal. O resultado do estudo revelou que o extrato hidroalcoólico não apresentou sinais de toxicidade ou efeitos adversos em nenhuma das doses testadas. A ausência de sintomas de toxicidade, tais como alterações de comportamento e morbilidade, indicou a segurança do extrato na gama de dosagens testada. Este resultado é significativo, uma vez que fornece provas importantes que apoiam o perfil de segurança do extrato hidroalcoólico e sugerem o seu potencial para utilização em aplicações terapêuticas.

Os efeitos do extrato de frutos de *Solanum indicum* mostram uma atividade antipirética:

A atividade antipirética em ratos é significativamente demonstrada pelo extrato hidroalcoólico de frutos de *Solanum indicum.* O extrato hidroalcoólico de frutos *de Solanum indicum* apresentou um efeito antipirético significativo quando avaliado utilizando o método de pirexia induzida por levedura de cerveja, ultrapassando os efeitos observados tanto no grupo de controlo como no grupo padrão. O resultado demonstrou uma redução de mercado na temperatura rectal no grupo tratado após a indução e o tratamento com levedura. O extrato hidroalcoólico numa dose de 250mg/kg mostrou uma redução da temperatura rectal para 38,41±0,17, enquanto que na dose de 500mg/kg, diminuiu ainda mais para 36,79±0,11 graus C. Comparativamente, o paracetamol, utilizado como padrão, exibiu uma temperatura rectal de 35,87±0,14 às 20 horas.

Os efeitos do extrato de frutos de *Solanum indicum* mostram atividade anti-inflamatória:

O fruto de *Solanum indicum* exibiu uma atividade anti-inflamatória comparável em ratos Wistar em comparação com o medicamento de referência Diclofenac de sódio (lmg/kg) após 6 horas de tratamento, mostrou (40,34% para Hydroalcoholic 250 mg/kg, 49,43% para HA 500 mg/kg e 56,81% para Diclofenac de sódio) inibição do edema da pata. O resultado é apresentado **na tabela n.º 12.**

Solanum indicum (Bruhati) é popular no sistema indígena de medicina popular. O extrato de frutos de *Solanum indicum* contém compostos bioactivos tais como Aavanoid, compostos fenólicos, taninos, glicosídeos, hidratos de carbono e alcalóides, fitosterol. O extrato pode servir como planta medicinal principal para sintetizar vários medicamentos semi-sintéticos para tratar várias doenças potencialmente fatais, como anti-inflamatórios, antipiréticos, hepatotoxicidade, etc.

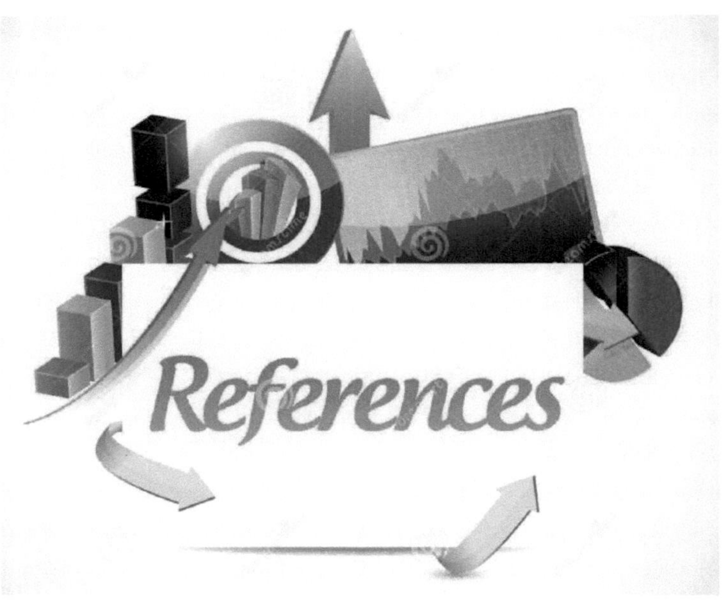

Referências

REFERÊNCIAS:

1. Https://en.wikipedia.org/wiki/medicinal_plants#:-:text=medicinal%20plants%2c %20also%20called%20medicinal,%2c%20diseases%2c%20and%20herbivorous% 20mammals.
2. Hassan Rasool. Plantas medicinais (importância e usos), pharmaceut anal ata 2012, 3:10: 1.
3. Sumitra Chanda, Importância do estudo farmacognóstico de plantas medicinais: Uma visão geral, Journal OfPharmacognosy and Phytochemistry 2014; 2 (5): 69
4. Https://www.nhp.gov.in/introduction-and-importance-of-medicinal-plants-and-herbs_mtl#:-:text=certas%20ervas%20medicinais%20têm%20desinfectante, são% 20frequentemente%20utilizadas%20como%20sedativos.
5. Sohani sMr.uti, role of medicinal plant in human health perspective ata scientific agriculture, volume 5 issue 6 june 2021:67
6. Https://www.ibef.org/blogs/high-demand-for-medicinal-plants-in- India#:- :text=the%20market%20for%20medical%20plants,assessed%20at%20us %24%20120%20billion.
7. Fatemeh jamshidi-kia, zahra Iorigooini, hossein amini-khoei, journal of herbmed pharmacology volume 7, número IJanuary 2018:3-4.
8. Qazi majaz a.,molvi khurshid, herbal medicine: a comprehensive review, international journal Ofpharmaceutical research apr - june 2016 , vol 8 , issue 2: 4-5.
9. Santhan p, um estudo de campo sobre plantas medicinais indianas, jornal de estudos de plantas medicinais 2020; 8 (4): 198.
10. Madhumita naui, b.k. Dutta & & p. K. Hajra, plantas medicinais utilizadas nas principais doenças pela dimasatribe do vale de barak. Jornal da Universidade de Assam de Ciência e Tecnologia. Ciências biológicas e ambientais. 2007; 19
11. Shoji yahara, takanori nakamura, yukimi someya, tomoko, matsumoto, tomoyuki yamashita e toshihiro nohara, steroidal glycosides, indiosides a-e, from *Solanum indicum,* phytochemistry, vol. 43, no. 6, ; 1319.
12. Mona el-aasr,hiroyuki miyashita,,tsuyoshi ikeda,,ong-hyun lee, hitoshi

yoshimitsu,toshihiro nohara, and kotaro murakami, a new spiro stanol glycoside from fruits of Solanum indicum 1, chem. Pharm. Bull. 57(7):748

13. Parmar,s.r,dave,g.s,patel,h.v and kiran kalia,hepato-protective value of some plants extracts against carbon tetrachloride toxicity in male rats,joumal of cell and tissue research vol. 9(1) 1737-1743 (2009):1737-1738.

14. Denis n'dri, Iuca calani, teresa mazzeo , francesca scazzina , massimiliano rinaldi ,daniele del rio, nicoletta pellegrini e furio brighenti, effects of different maturity stages on antioxidant content of ivorian gnagnan (Solanum indicum 1.) Berries, molecules 2010, 15, 7125-7138;

15. W. Thongchai, b. Liawruangrath, s. Liawruangrath e s. Saysin, asian journal of chemistry; vol. 23, no. 6 (2011):l

16. Ali aberoumand, ensaio do potencial nutricional dos frutos de Solanum indicum 1. In iran,joumal of agricultural technology 2012 vol. 8(3): 925,927.

17. C.c. Gavimath, s. M. Kulkamil, c. J. Raorane, d. P. Kalsekar , b. G. Gavade,b. E. Ravishankar, r. S. Hooli, antibacterial potential of Solanum indicum, Solanum Xanthocarpum and physalis minima, international journal of pharmaceutical applications, vol 3, issue 4, 2012:416.

18. Rizwan ul hasan, pranav prabhat, kausar shafaat, rizwana khan, investigação fitoquímica e avaliação da atividade antioxidante do fruto de Solanum indicum, revista internacional de Farmácia e Ciências Farmacêuticas, vol 5, número 3, 2013:237-242.

19. Abeer y. Ibrahim e nermeen m. Shaffie, efeito protetor do extrato de Solanum indicum var. Distichum em úlceras gástricas induzidas experimentalmente em ratos, globaljoumal Ofpharmacology 7 (3): 325-332, 2013.

20. Prashanta kr. Deb, ranjib ghosh, raja chakraverty, rajkumar debnath, Iakshman das, tejendra bhakta, revista internacional de revisão e investigação em ciências farmacêuticas, avaliação fitoquímica e farmacológica de frutos de Solanum indicum

Linn. 25(2), mar - abr 2014; artigo nº. 06, pages: 28-32.

21. Irène ahou kouadio, olivier kouame chatigre, mireille bretin dosso, Rastreio fitoquímico da fração antimicrobiana do extrato de Solanum indicum 1. Berries extract and evaluation of its effect against the survival Ofbacteria pathogens of plants, intemationaljoumal Ofbiotechnology and food science vol. 2(l),january 2014:21

22. Jayanthy a, anupam maurya, subash c. Verma, anupam srivastava ,madhira b. Shankar, rajeevkr. Sharma, uma breve revisão sobre a farmacognosia, a fitoquímica e o potencial terapêutico do Solanum indium 1. Utilizado nos sistemas de medicina indianos, asianj. Research chem. 9(3): mar., 2016;127-132.

23. Vinit sharma, kritika hem, ankit seth, santosh kumar maurya, Solanum indicum Linn.; an ethnopharmacological, phytochemical and pharmacological review, current researchjoumal of pharmaceutical and allied sciences, apr-june 2017; vol. 1 (issue 2): 1-9.

24. Ohadoma sc, osuala fn, amazu lu, iwuji sc, análise comparativa da atividade anticonvulsivante de Crinumjagus e Solanum indicum em ratcs, ukjoumal of pharmaceutical andbiosciences vol. 5(3), 31-32, 2017.

25. Gaurav saxena, abhilasha mittal, abdul wadood siddiqui, estudos de toxicidade aguda e potencial antioxidante in-vitro de Solanum indicum, journal of drug delivery & therapeutics. 2019; 9(3-s):736-739.

26. Hari om saxena, samiksha parihar, ganesh pawar, santosh kumar choubey e pranav dhar, phytochemical screening and hptlc fingerprinting of different parts of Solanum indicum 1.; a dashmool species, journal of Pharmacognosy and phytochemistry2021; 10(1): 1936-1937.

27. Brij mohán, hari om saxena, samiksha parihar, arun kakkar, ganesh pawar e neetu bais, identificação de fitoconstituintes em extractos etanólicos e aqua-etanólicos de

Solanum indicum 1. Através de gc-ms, chemical science review and letters, 2020, 9 (35), 693.

28. Murteza iqubal, satish kumar sharma, mohd. Mujahid , md. Sarfaraj hussain, um potencial etnobotânico, fitoquímico e farmacológico atualizado de Solanum indicum !,journal of drug delivery & therapeutics. 2022; 12(2):160.

29. Manoj m. Gadewar , prashanth g κ , prabhu chandra mishra , ghulam md ashraf ,majed n. Almashjary , steve harakeh , vijay upadhye , abhijit dey , pallavi singh ,niraj kumarjha, and saurabh kumarjha, evaluation of antidiabetic, antioxidant and anti-hyperlipidaemic effects of Solanum indicum fruit extract in Streptozotocin-Induced diabetic rats, curr. Issues mol. Biol. 2023, 45:912.

30. Https://vikaspedia.in/agriculture/crop-production/package-of-practices/medicinal-and-aromatic-plants/Solanum- indicum#:-:text=leaves%20are%20ovate%20in%20outline,about%201.3%e2%80 %932.5%20cm%201ong.

31. Https://www.iafaforallergy.com/herbs-a-to-z/bruhati-Solanum- indicum/#:-:text=it%20is%20commonly%20known%20as, the%20small%20varie ty%20of%20brinjal.

32. Https://en.wikipedia.org/wiki/Solanum_indicum.

33. Vinit sharma, kritika hem, ankit seth, santosh kumar maurya, Solanum indicum Linn.; uma revisão etnofarmacológica, fitoquímica e farmacológica, pesquisa atualjoumal Ofpharmaceutical and allied sciences, abr-junho 2017; vol. 1 (edição 2): 1-2.

34. Https://www.planetayurveda.com/library/brihati-Solanum-indicum/

35. Https://www.easyayurveda.com/2014/06/20/brihati-Solanum-indicum-qualitiesbenefits-dose-side-effect/

36. Shah n.biren, seth a.k, o livro de texto de Farmacognosia e fitoquímica. Cbs publisher and distributors,2nd edition, new delhi, bengaluru, chennai, kochi, koikata 2014,page no 3-4.

37. Https://biologyease.com/history-defmition-and-scope-of-Pharmacognosy/

38. Elmira n. Bekbolatova, natalya v. Kurbatovab , zuriyadda b. Sakipovaa , Iiliya n. Ibragimovaa , saltanat . Alpysbayevac , akmaral t. Kabdenovac , wirginia kukula-kochd , fabio boylane, caraterísticas diagnósticas macroscópicas e microscópicas do potencial medicamento à base de plantas crataegus almaatensis pojark endémico no Cazaquistão, iranian journal Ofpharmaceutical sciences 2018: 14 (2): 41.

39. Singh g.k, bhandari anil, the text book of Pharmacognosy, cbs publisher and distributors,!st edition, new delhi, bengaluru, chennai, kochi, koikata, page no-3233.

40. Shah biren, seth ak, text book of Pharmacognosy and phytochemistry, 2nd edition, cbs publishers & distributors pvt ltd, new delhi, chenai, pune, 2014: 116

41. Métodos de controlo de qualidade para plantas medicinais, diretrizes da OMS, Genebra. 1998; prefácio -05.

42. Poonam sethi, micromorphological studies of tubinaria omata (turner) j. Agardh thallus (phaeophyceae), 8 de fevereiro de 2017, acesso aberto Iibraryjoumal 2017, volume 4, e3304: 2

43. Https://www.rsc.org/suppdata/d0/ra/d0ra07794a/d0ra07794al.pdf.

44. R. Sitrarasi e m. Razia, análise de fluorescência de pós de folhas e raízes de furcraea foetida (1.) Haw, 2019jetirjanuary 2019, volume 6, edição 1:495-496

45. Https://www.slideshare.net/veeraraghavulu46/quality-control-methods-for-herbal-

drugs.

46. Métodos de controlo de qualidade para plantas medicinais, diretrizes da OMS, Genebra. 1998; prefácio 4-17.

47. Trease e Evans. Livro de texto de Farmacognosia. 16ª edição. 2009; 124-125

48. Farmacopeia Britânica. 2012; vol-5.

49. The ayurvedic pharmacopoeia of India, part - i volume - ix, first edition, government of India ministry of ayush 2016, pharmacopoeia commission for Indian medicine & homoeopathy ghaziabad, 111-118.

50. Menina. K.vijayalakhmi, 2013-2014, avaliação farmaconóstica, fitoquímica e farmacológica das folhas de Citrullus Ianatus (thunb.) Matsum. & nakai, (cucurbitaceae), {m.pharmdisceertion,thetamilnadudr.m.g.r.medicaluniversity,repositorytnmgrmu. ac.in/1888/1 /k%20vijayalakshmi.pdf:30-3 6.

51. Https://en.wikipedia.org/wiki/phytochemical.

52. Melakyrkhu niangmih, samiran chutia, banyashree das, bapi roy sarkar,biplab kumar dey, atanu bhattacharjee, análise fitoquímica preliminar de plantas medicinais selecionadas da região nordeste da Índia, revista internacional de investigação farmacêutica e biociência ·janeiro de 2018, volume 7(4): 91-93

53. Mohammed shaibu auwal, sanni saka, ismail alhaji mairiga, kyari abba sanda, abdullahi shuaibu e amina ibrahim, vet res forum. primavera de 2014; 5(2): 95100.

54. Ashok kumar, k.k. Jha, dinesh kumar, abhirav agrawal e akhil gupta, preliminary phytochemical analysis of leaf and bark (mixture) extract of ficus infectaría plant, vol. 1 no. 5 2012, the pharma innovation: 73-75

55. Https://www.Pharmacyl80.com/article/chemical-tests-for-volatile-oils-218/

56. Https://www.du.edu.eg/upfilescenter/sci/1584967805.pdf.

57. Https://www.whitman.edu/chemistry/edusolns_software/gc_lc_ce_ms_2017/ch%2 01%202017.pdf.

58. Https://gacbe.ac.in/pdf/ematerial/l8mch42e-u2.pdf.

59. Vivek k. Bajpai, rajib majumder andjae gyu park, isolation and purification of plant secondary metabolites using column-chromatographic technique, bangladesh j pharmacol. 2016; 11; 844-848

60. Http://reports.ias.ac.in/report/18980/analytical-techniques-involved-in-extraction-and purification-of-phytochemicals-from-a-medicinal-plant.:3.2.2

61. Https://en.wikipedia.org/wiki/thin-layer_chromatography.

62. Sanjeet kumar , к. Jyotirmayee, monalisa sarangi, thin layer chromatography: a tool Ofbiotechnology for isolation Ofbioactive compounds from medicinal plants, int. J. Pharm. Sci. Rev. Res., 18(l),jan - fev 2013; n^0 18, 127-128.

63. Sankar ravi s. A text book of pharmaceutical analysis ,5th edition, rx publication, tirunelveli -India ; 14-2.

64. Tripathi kd, essentials of medical pharmacology, sixth edition, jaypee brothers medical publishers (p) ltd, new delhi ; chapter l,:3-4

65. Https://nmu.ua/wp-content/uploads/2016/06/pharmacology_- pharmacology_en.pdf.

66. Https://www.ncbi.nlm.nih.gov/books/nbk562334/

67. Prof. Sanjay khattri dept. Ofpharmacology & therapeutics king george's medical university, anti-inflamatórios não esteróides (nsaids), https://www.kgmu.Org/digital_lectures/medical/pharmacology/nsaids_by_sanjay.pdf.

68. Shah biren, seth ak, text book of Pharmacognosy and phytochemistry, 2nd edition, cbs publishers & distributors pvt ltd, new delhi, chenai, pune, 2014: 138

69. Prashanta kr. Deb, ranjib ghosh, raja chakraverty, rajkumar debnath, Iakshman das, tejendra bhakta, Phytochemical and Pharmacological Evaluation of Fruits of Solanum indicumLinn, Int. J. Pharm. Sci. Rev. Res., 25(2), Mar-Abr 2014; Artigo No. 06, Pages: 28-32.

70. Shah biren, seth ak, text book of Pharmacognosy and phytochemistry, 2nd edition, cbs publishers & distributors pvt ltd, new delhi, chenai, pune, 2014: 135

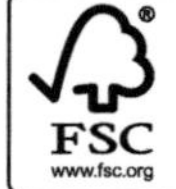

MIX
Papier aus verantwortungsvollen Quellen
Paper from responsible sources
FSC® C105338

Printed by Books on Demand GmbH, Norderstedt / Germany